中山名中医传承系列丛书

广东省名中医脑病医案

杨楠 主编

全国百佳图书出版单位
中国中医药出版社

图书在版编目（CIP）数据

广东省名中医脑病医案 / 杨楠主编 . -- 北京 : 中国中医药出版社, 2025. 5. --（中山名中医传承系列丛书）.

ISBN 978-7-5132-9474-4

Ⅰ. R277.72

中国国家版本馆 CIP 数据核字第 2025JS9112 号

中国中医药出版社出版

北京经济技术开发区科创十三街 31 号院二区 8 号楼
邮政编码　100176
传真　010-64405721
山东临沂新华印刷物流集团有限责任公司印刷
各地新华书店经销

开本 710×1000　1/16　印张 11.25　字数 167 千字
2025 年 5 月第 1 版　2025 年 5 月第 1 次印刷
书号　ISBN 978-7-5132-9474-4

定价　68.00 元
网址　www.cptcm.com

服 务 热 线　010-64405510
购 书 热 线　010-89535836
维 权 打 假　010-64405753

微信服务号　zgzyycbs
微商城网址　https://kdt.im/LIdUGr
官 方 微 博　http://e.weibo.com/cptcm
天猫旗舰店网址　https://zgzyycbs.tmall.com

如有印装质量问题请与本社出版部联系（010-64405510）

《中山名中医传承系列丛书》
编委会

主　　编　赖海标

执行主编　李　亮

副　主　编　高大伟　肖小华　陈志标
　　　　　　张伟耀　徐泽林　张开利

执行副主编　黄建龙

编　　　委（以姓氏笔画为序）

方灿途	甘礼明	卢标清	白伟杰
刘八一	苏培基	李　旭	李乐愚
李雪山	李燕林	杨　楠	吴俊哲
何训昌	陈一兵	陈世忠	林凯旋
郑永平	郑臣校	孟繁甦	钟　嘵
钟伟兰	徐　蕾	黄建龙	黄振炎
黄智峰	彭　林	彭伟文	彭慧渊
曾聪彦	缪灿铭	戴卫波	

参　　　编（以姓氏笔画为序）

万恒荣	马普伟	王　寅	王　静
王伟群	王秉道	王康振	叶家盛
朱盈盈	刘　茵	刘小丹	刘永皑
池伟东	孙奕纯	苏　健	李　李

李　新　李大刚　李少华　李晓岚
吴　微　吴宇峰　吴郁锐　吴宗艺
张志强　张振山　陈　亮　陈焕洲
陈彭梦影　陈惠冰　陈新涌　陈嘉怡
陈熙洋　林　帅　林葆睿　周丹丹
周兴茂　郑雨中　郑思睿　郑晓明
郑晓熙　郑景陆　洪慧斯　徐　娟
栾非凡　高　恒　桑莉莉　黄　杏
黄子奇　曹振文　曹浩坤　韩永继
潘　敏　潘紫莹

《广东省名中医脑病医案》
编委会

主 编 杨 楠

副主编 吴宗艺 王秉道

编 委（以姓氏笔画为序）
孙靖杰 李建婷 杨 敏 陈斯娜
林 铎 郭燕碧 梁敏琴 温俊雄

前言

　　中医药学，源远流长，博大精深，为中华民族的健康事业作出了巨大贡献。中山市作为岭南医药文化的重要发祥地，中医药文化底蕴深厚，历代名医辈出。民国时期，中山市已有刘蔚楚、程祖培、余子修、周伯姚、缪章宏、李尘等名医享誉四方，当代则涌现出李旭、何训昌、苏培基、缪灿铭等国家级名中医，以及蔡木杨、林棉、李燕林、缪英年、赖海标、李乐愚、杨楠等省级名中医，还有李亮、高大伟等市级名中医，他们共同为中医药的传承与发展注入了不竭的动力。

　　近年来，国家对中医药事业高度重视与扶持，中山市积极响应，深入推进中医药传承创新发展示范试点项目。中山市中医院在此背景下，勇担重任，成功获批31个多层次中医药师承工作室建设项目，旨在通过名中医药专家的学术传承，推动中医药事业的蓬勃发展。

　　经过不懈努力，这些工作室已取得了显著成果。20位名中医及工作室以深厚的学术造诣和丰富的临床经验，撰写了一系列高质量学术专著。这些专著中，有名中医从医60年，退休后历经20余年撰写的手稿，凝聚了其毕生心血与智慧；有对中医经典的新释，深入挖掘经典医籍精髓；有理论探讨，阐述中医药的独特魅力；有医案分析，记录临床实践的宝贵经验；有名方验方集萃，传承中医药的实用疗效；还有心得体会，分享名中医的学术感悟与人生智慧。为将这些宝贵财富传承下去，我们特将这些专著纳入中山市"国家中医药传承创新发展示范试点市"防治康系列丛书，命名为《中山名中医传承系列丛书》。

　　本套丛书覆盖中医内科学、中医全科学、中医外科学、中医骨伤学、老年病学等多个学科领域和中医教育，每册均凝聚了名中医的学术精华——临床经验及学术思想。著作内容结合现代临床实际，提出独到见解与治疗方法。有的图书还配有插图，有助于读者直观理解。

在编纂过程中，我们坚持精益求精，严格审核校对，确保内容准确、表述清晰、格式规范。装帧设计兼具学术价值与艺术美感，旨在为读者提供优质的阅读体验。

展望未来，《中山名中医传承系列丛书》将成为中医药工作者学习交流的重要参考书籍，进一步推动中医药学术的传承与创新。我们期待更多中医药专家加入，共同为中医药事业的发展贡献力量。

衷心感谢参与本套丛书编纂和出版工作的同仁们，是你们的辛勤付出，使这一力作得以问世。愿本套丛书能为中医药文化传承与发展作出更大的贡献！

《中山名中医传承系列丛书》编委会

2025年1月

编写说明

在医学的广袤领域中，神经系统疾病一直是困扰众多患者、挑战医学研究者与从业者的重大难题。这类疾病往往病因复杂隐匿，症状表现多样且多变，病程迁延反复，不仅给患者的身体带来巨大痛苦，还在精神、心理及生活质量等诸多方面造成了沉重的负担。从临床常见的头痛、眩晕，到复杂棘手的帕金森病、癫痫、阿尔茨海默病等，每一种神经系统疾病都犹如一座难以攻克的堡垒，亟待医学专业人士去探索、去攻克。

杨楠教授作为中医领域中一位备受尊敬、经验丰富且极具创新精神的医者，其在神经系统疾病的中医治疗及中医康复方面潜心钻研、深耕细作长达数十载。在这漫长的岁月里，她始终坚守在临床一线，凭借敏锐的洞察力与深厚的中医理论素养，深入探究每一位患者的病情。无论是疾病初现端倪时的蛛丝马迹，还是病情发展过程中的复杂变化，她都能精准地捕捉并剖析。在中医康复领域，她更是展现出独特的见解与精湛的技艺，巧妙地将传统中医康复手段与现代康复理念相结合，根据患者的个体差异制定个性化的康复方案。从肢体功能的恢复训练到脏腑机能的调养，从经络气血的疏通到情志心理的疏导，全方位地助力患者重新找回身体的平衡与健康，让众多深受神经系统疾病困扰的患者在康复之路上看到了希望的曙光，赢得了患者的衷心赞誉与同行的高度认可。

杨楠教授的诊疗过程犹如一场精心雕琢的艺术创作，她细致入微地辨析患者的症状，从看似平常却又极易被忽视的细微表现中抽丝剥茧，探寻疾病的本质根源；她精准地判断病证的性质，是寒是热、是虚是实、是表是里，皆能了然于心；她严谨地甄别疾病所属的证候类型，依据中医经典理论与丰富的临床经验，为每位患者量身定制独一无二的治疗方案；其用药如神来之笔，巧妙地将各类中药配伍组合，君臣佐使，各司其职，协同发挥作用。在她的精心治疗下，众多神经系统疾病患者如在黑暗中摸索许久后终见曙光，病情得到了有效的控制与显著的改善，生活质量逐步提升，重新燃起了对健康生活的希望。

中医在神经系统疾病的治疗方面拥有源远流长的历史与博大精深的理论体系。从古老的经典医籍《黄帝内经》（以下简称《内经》）对人体经络气血与神志关系的深刻阐述，到后世历代医家在临床实践中不断积累总结的丰富经验与智慧结晶，中医为神经系统疾病的诊疗提供了别具一格的视角与方法。中医理论强调人体的整体性与平衡性，神经系统疾病并非孤立的局部病变，而是与人体的脏腑功能、经络气血、情志心理等诸多因素相互关联、相互影响。通过调整人体的阴阳平衡、疏通经络气血、调和脏腑功能及调畅情志等多维度的综合治疗手段，能从根本上激发人体自身的康复潜能，达到标本兼治的理想治疗效果。

然而，当下中医治疗神经系统疾病的宝贵经验与智慧未能得到充分传承、广泛传播与深入研究。许多行之有效的中医治疗方法与方剂仍然局限于少数医家的临床实践领域，未能在更大范围内造福患者。大量的中医临床案例犹如散落在沙滩上的珍珠，缺乏系统整理与深入挖掘，其蕴含的巨大价值难以被全面认识与充分利用。

鉴于此，我们怀着对中医事业的无限热忱与对患者的深切关怀，精心策划并编写《广东省名中医脑病医案》。本书旨在全方位、多层次地展现杨楠教授在中医治疗神经系统疾病方面的卓越成就、独特见解与丰富经验。我们将通过翔实的医案记录，生动地呈现杨楠教授从疾病诊断到制定治疗方案，再到治疗过程中的动态调整及最终治疗效果评估的全过程。每一个医案都如同一幅细腻的画卷，展示患者的病情全貌、杨楠教授的诊疗思路与精妙用药，以及患者在治疗前后的显著变化。

我们期望这本书能够成为一座沟通中医与神经系统疾病治疗的坚实桥梁，为广大中医从业者提供一本极具价值的临床参考书籍。无论是初涉医坛，渴望在神经系统疾病治疗领域汲取前辈经验、快速成长的年轻中医师；还是经验丰富的资深中医专家，希望在学术交流与经验分享中碰撞出创新的火花。本书都将为他们提供丰富的素材与深刻的启示。

同时，我们也希望这本书能够成为神经系统疾病患者及其家属的希望之灯。让他们在面对疾病的困扰时，了解中医治疗疾病的独特优势与可能性，从而在选择治疗方案时能更加全面、理性，多一份信心与希望。

此外，本书的出版对于推动中医在神经系统疾病治疗领域的学术研究与传承发展具有不可忽视的重要意义。它将为中医理论的深入研究提供大量真实、生动的临床案例依据，有助于进一步挖掘中医治疗神经系统疾病的内在机制与规律，促进中医理论与实践的有机结合与协同发展，为中医在现代医学体系中赢得应有的尊重与地位，为人类健康事业贡献中医的智慧与力量。

总之，《广东省名中医脑病医案》的出版是我们为传承中医文化、弘扬中医精神、推动中医发展及造福患者而迈出的坚实一步。我们衷心希望这本书能够得到广大读者的喜爱与认可，在中医治疗神经系统疾病的历史长河中留下浓墨重彩的一笔，开启中医治疗神经系统疾病的崭新篇章。

《广东省名中医脑病医案》编委会

2025年1月

编者的话

中医医案在中医传承与发展的长河中，恰似一颗璀璨的明珠，具有无可估量的重要性。医案是中医临床实践的生动写照，详细记录了每位患者的诊疗全过程。从患者的基本信息，如姓名、年龄、性别、职业等，到发病的诱因、症状的演变、既往病史，再到医生的诊断思路、辨证依据、治疗方法的选择与调整，以及治疗后的疗效反馈等，无一遗漏。对于中医从业者而言，医案是一座取之不尽、用之不竭的智慧宝库。通过研读大量的医案，年轻的中医师能够迅速积累临床经验，学习前辈在面对各种复杂病证时是如何精准辨证、巧妙用药的，从而拓宽自己的临床视野，提高辨证论治的水平。资深的中医专家也能从不同医案的对比与分析中，发现新的诊疗思路和方法，促进学术交流与创新。对于医学研究者来说，医案是探索中医奥秘的重要资料来源。通过对众多医案进行系统整理、深入分析与数据挖掘，可以揭示中医治疗神经内科疾病背后隐藏的规律与机制，为中医理论的创新与发展提供坚实的实证依据。例如，通过分析不同地区、不同年代治疗头痛医案中用药的共性与差异，能够进一步明确不同证型头痛的用药规律，为研发更有效的中药方剂奠定基础。

在《广东省名中医脑病医案》的筹备过程中，医案的收集与整理工作犹如一场精心策划的考古挖掘，严谨而细致。首先，我们成立了专门的医案收集小组，深入医院的门诊病历室、病房档案室等，全面搜集杨楠教授多年来治疗神经内科疾病的相关病历资料。这些资料犹如散落在岁月长河中的珍贵文物，我们逐一进行甄别、筛选，确保每一份入选的病历都具有代表性和完整性。然后，我们与杨楠教授进行了深入沟通交流，详细了解每一个医案背后的故事，包括患者的特殊情况、治疗过程中的难点与突破点等。在整理医案时，我们遵循严格的规范与标准。对于每一个医案，我们按照统一的格式进行录入，包括主诉、现病史、既往史、中医四诊信息、西医诊断、中医辨证、治疗方案、治疗过程中的病情变化记录及最终的治疗效果评价等内容。为了确保医案的准确性与真实性，我们对每一个数据、每一个症状描述都进行了反复核对与验证。同时，我们还邀请了中医领域的专家学者对整理后的医案进行评审与指导，他们凭借丰富的临床经验和深厚的学术造诣，对医案中的辨证论治思路、用药合理性等方面提出了宝贵的意见与建议，进一步提升了医案的质量与价值。

　　通过这样精心的医案收集与整理工作，我们将杨楠教授在中医治疗神经系统疾病方面的宝贵经验与智慧结晶，以一种系统、规范的方式呈现出来，期望《广东省名中医脑病医案》能够成为中医神经内科领域的一部经典之作，为中医的传承与发展，为神经内科疾病患者的康复与希望，贡献一份独特而坚实的力量。

《广东省名中医脑病医案》编委会

2025年1月

目　录

第一章 头痛

头痛是临床常见的疾病，在中医理论体系中有丰富的内涵与多样的证型分类。其病因复杂，可因外感六淫邪气，如风、寒、暑、湿、燥、火之邪侵袭肌表，上犯颠顶，使头部经络气血阻滞而发为头痛；亦能由内伤诸因所致，如情志失调，长期忧郁恼怒，致肝气郁结，气郁化火，上扰清窍引发头痛；或因思虑过度，劳伤心脾，气血不足，脑髓失于濡养而产生头痛；饮食不节，过食肥甘厚味、辛辣醇酒，损伤脾胃，脾失健运，聚湿生痰，阻遏清阳，也可导致头痛发作。此外，禀赋不足、久病体虚、头部外伤等因素也与头痛的发生密切相关。

从经络循行来看，诸阳经皆会于头，足厥阴肝经亦上达颠顶，因此当这些经络气血不畅时，都可能引发头痛。头痛的部位往往与受病经络相关，如前额部疼痛多属阳明经，侧头部疼痛常与少阳经有关，后头部疼痛则可能涉及太阳经，颠顶部疼痛一般与厥阴经相关。

在辨证论治方面，中医一般根据头痛的起病特点、疼痛性质、伴随症状等进行综合判断。对于外感头痛，若属风寒头痛，常表现为头痛连及项背，遇风加重，苔薄白，脉浮紧，治宜疏风散寒止痛；风热头痛常表现为头痛而胀，发热恶风，口渴欲饮，苔薄黄，脉浮数，当疏风清热和络；风湿头痛多表现为头痛如裹，肢体困重，苔白腻，脉濡缓，当祛风胜湿通窍。在内伤头痛中，肝阳头痛可见头胀痛而眩，心烦易怒，面红目赤，治宜平肝潜阳息风；血虚头痛可见头痛隐隐，心悸失眠，面色少华，治宜养血滋阴、和络止痛；痰浊头痛可见头痛昏蒙，胸脘满闷，苔白腻，脉滑，治宜健脾燥湿、化痰降逆；肾虚头痛可见头脑空痛，眩晕耳鸣，治宜补肾填精。

杨楠教授治疗头痛，通过辨证求因，审因论治，采用中药内服、针灸、推拿等多种方法，旨在调和气血，疏通经络，使头部经络气血通畅，从而缓解或消除头痛症状，提高患者的生活质量，充分体现了中医整体观念与辨证论治在临床疾病治疗中的独特优势。

医案一

谭某，男，57岁。

主诉：头痛半月余。

现病史：患者半个月前无明显诱因出现头痛，伴少许头晕，失眠，目胀耳鸣，口苦口干，心中烦热，无恶心呕吐、视物模糊、偏瘫麻木等不适，纳眠差，小便正常，大便3日未行，舌红，苔薄黄，脉弦长。

既往史：无特殊。

刻下症：头痛，伴少许头晕，失眠，目胀耳鸣，口苦口干，心中烦热，舌红，苔薄黄，脉弦长。查体无特殊，头颅计算机断层扫描（CT）检查无特殊。

西医诊断：头痛。

中医诊断：头痛（肝阳上亢）。

处方：天麻钩藤饮加减。

天麻10g，钩藤20g（后下），僵蚕10g，黄芩10g，川芎5g，珍珠母20g，石决明15g，葛根10g，枸杞子10g，菊花10g，牛膝20g。

7剂，水煎服，每日1剂。

2周后患者复诊，头痛较前缓解，纳眠明显好转，守原方继服7剂。

按语：在生理状态下，气承载着机能与动力的作用，而阳则是气的外在表现形式。一旦病理状态出现，当阳的作用发生异常浮动，即产生肝阳上亢这一病理现象。其成因主要有两类，一类是肝热上逆，此为实证；另一类是阴血亏虚致使阳无法潜藏沉降，属于虚证范畴。天麻钩藤饮源自胡光慈的《中医内科杂病证治新义》，是平肝降逆的经典方剂，有平肝息风、清热活血的功效，对肝阳偏亢、肝风上扰证疗效显著。在肝阳上亢、风阳上扰的情况下，气血逆乱于头部，可引发头部疼痛与眩晕之感。同时，肝阳过盛而化热，热扰心神，导致心神不安，出现夜寐多梦乃至失眠等症状。此证型本质为本虚标实，且以标实为主。方中天麻与钩藤皆归肝经，二者协同发挥平肝祛风降逆的核心作用，其中天麻更是擅于平定眩晕。珍珠母、石决明可平肝潜阳、清热明目，与天麻、钩藤共筑平肝之基。山栀子、黄芩助力清降肝火，以除肝热之扰。牛膝引血下行，兼具活血之功，使气血趋于平和。枸杞子、菊花养肝清肝，川芎行气活血，葛根生津。诸药相伍，丝丝入扣，共奏平肝息风、清热活血、补益肝肾之良效，精准针对肝阳上亢所致头痛，通过调节肝脏阴阳平衡，疏导气血，畅头部经络，从而达到止痛宁神之目的。

医案二

彭某，男，24岁。

主诉：头痛耳鸣1周。

现病史：右侧头痛，耳鸣，背冷肢冷，舌尖疼痛，疲乏易汗，纳可，便干，寐差，经少色深，经期提前，行经3天。舌干暗红，苔黄腻，脉沉细。

既往史：无特殊。

刻下症：右侧头痛，耳鸣，背冷肢冷，舌尖疼痛，疲乏易汗，舌干暗红，苔黄腻，脉沉细。查体无特殊。

西医诊断：头痛。

中医诊断：头痛（心脾两虚）。

处方：归脾汤加减。

白术10g，黄芪10g，龙眼肉10g，酸枣仁10g，党参30g，柏子仁30g，甘草5g，当归10g，救必应20g，厚朴15g，白芍30g，防风

15g, 夜交藤30g。

7剂, 水煎服, 每日1剂。

1周后复诊, 患者头痛明显减轻, 守方7剂, 无头痛发作。

按语: 脾为后天之本, 气血生化之源, 若脾气虚弱, 运化失职, 则气血生成不足。心主血脉, 主神明, 气血亏虚则心失所养, 不能上荣于头窍, 脑络失于濡润, 进而导致头痛发作。此类头痛常伴有头晕、心悸、失眠、健忘、神疲乏力、食欲不振等心脾两虚的表现。杨楠教授认为, 运用归脾汤可治疗心脾两虚型头痛, 重在通过补养心脾, 促进气血生成与运行。脾气健旺, 则气血生化有源; 心血充足, 则能上荣头目, 滋养脑络, 使头部气血流畅, 经络通畅, 头痛自然得以缓解。同时, 随着心脾功能的恢复, 其伴随症状亦会逐渐减轻或消失。

医案三

邓某, 男, 41岁。

主诉: 头痛头晕5天。

现病史: 患者5天前头部胀痛, 有放电感, 予加巴喷丁0.2g(每日3次)后好转。现出现间歇性头晕不适, 偶有胀痛, 无恶心呕吐, 无旋转感, 无耳鸣耳聋。舌淡红, 苔薄白, 脉弦。

既往史: 无特殊。

刻下症: 间歇性头晕不适, 偶有胀痛。舌淡红, 苔薄白, 脉弦。查体无特殊。头部CT正常。

西医诊断: 头痛(原因待查)。

中医诊断: 头痛(风邪头痛)。

处方: 川芎茶调散加减。

川芎15g, 荆芥15g, 白芷10g, 羌活10g, 防风10g, 炙甘草5g, 细辛3g, 薄荷15g, 石膏20g。

7剂, 水煎服, 每日1剂。

1周后复诊，患者自诉近1周有少许头晕，但头痛发作频次较前减少，原方续服7剂。

按语：本案杨楠教授抓住"头痛5天"这个时间点，同时排除风热证型，考虑为风邪头痛。风为百病之长，常为外感疾病先导，其性轻扬开泄，易袭阳位，头面居人体上部，属阳位，为清阳之会、清空之府，五脏六腑精气皆汇聚于此，故而易受外邪侵袭，正如《素问·太阴阳明论》所云"伤于风者，上先受之"。风邪致病，或循经上扰，或稽留不去，阻遏清阳之气，致脑脉痹阻，清阳难达，浊阴翳蔽，头痛遂生。患者头痛常突然发作、消失，痛时剧烈难忍，止时仿若常人，此与风邪善行数变、动摇不定之特性相符。

川芎茶调散源自《太平惠民和剂局方》，为治疗头痛的经典方剂。其组方严谨，用药精妙，尽显中医辨证论治之智慧。方中川芎堪称核心，作为血中气药，其辛温香窜之性，可祛风活血，尤擅疗厥阴经头痛，即头顶部位疼痛，川芎在头痛治疗中占据关键地位。羌活则针对太阳经头痛，善解后脑、项痛之苦。白芷专长于阳明经头痛，可有效舒缓前额、眉棱骨疼痛。荆芥与防风升散上行，协同发挥疏风止痛之效。细辛祛风止痛之力亦强，长于治疗少阴经头痛，其痛连齿之症可得以缓解。薄荷辛凉，既能清利头目，又可疏散风热，巧妙制约诸风药之温燥，使全方温而不燥。炙甘草和中益气，调和诸药，使诸药协同作用更为顺畅。川芎茶调散功擅疏散上行以止头痛，虽原方专为风邪头痛而设，多用于急性病证，但因其具备直达颠顶、通络止痛之独特优势，经辨证灵活加减后，可广泛应用于各类急、慢性头痛，疗效显著。

医案四

黄某，男，35岁。

主诉：反复头痛1个月。

现病史：患者1个月前无明显诱因出现右侧头痛，呈搏动性，每次持续15分钟，伴恶心，无呕吐、头晕等症，纳眠可，二便调。

既往史：既往健康状况良好，头孢类过敏，过敏表现为全身皮疹。余无特殊。

刻下症：右侧头痛，呈搏动性，每次持续15分钟，伴有恶心。舌暗淡，苔薄白，舌下络脉迂曲，脉涩。颅脑CT未见异常。

西医诊断：偏头痛。

中医诊断：头痛（瘀血阻窍）。

处方：通窍活血汤加减。

白芷25g，桃仁10g，红花10g，大枣10g，葱白3段，生姜5片，当归10g，川芎10g，赤芍10g，黄酒2两。

患者服7剂后头痛明显减轻。

按语：通窍活血汤主要由赤芍、川芎、桃仁、红花、老葱、鲜姜、红枣、麝香、黄酒组成。方中赤芍清热凉血，活血化瘀；川芎为血中气药，上行头目，下行血海，能活血行气，祛风止痛，与赤芍相伍，增强活血之力且可引药上行至头部；桃仁、红花活血化瘀，祛瘀生新。几药共为君药，针对瘀血这一核心病机发力。老葱、生姜、黄酒辛散温通，可助君药活血通窍，以达脑部络脉。麝香芳香走窜，开窍通络，能使药力迅速通达病所，为通窍之关键药物，然因价格昂贵及资源稀缺，现多以白芷替代，其亦有芳香通窍之功。红枣调和诸药，顾护脾胃。

杨楠教授认为，瘀阻清窍型头痛只能用通窍活血汤治疗，其他活血化瘀方剂均达不到理想疗效。其一，靶向性。其有"通窍"之功，在活血化瘀的基础上，借助麝香（或白芷）、老葱等芳香通窍、辛散温通之品，使药力直趋脑部，专门针对头部瘀血阻络的病证。例如，对于一些因头部外伤后瘀血内停，或久病入络、瘀血痹阻脑窍而致的头痛，能精准地疏通头部经络，改善局部气血瘀滞状态，其他活血化瘀方可能缺乏如此针对性的通窍导向。其二，协同性。通窍活血汤注重整体配伍的协同性，从活血到通窍，从祛邪到扶正，各个环节紧密相连。它不仅能祛除瘀血，还能恢复脑部气血的正常运行与神机的通畅，缓解因瘀血导致的头痛、头晕、健忘等多种与脑窍不利相关的症状，而非单纯地消散瘀血，故在改善头痛伴随的整体脑窍功能障碍方面更胜一筹。通窍活血汤通过独特的药物配伍与组方特色，精准地作用于头部瘀血证，有效地通利脑窍，恢复脑部气血运行。

医案五

李某，女，46岁。

主诉：间断头痛10余天。

现病史：10余天前无明显诱因出现全身骨节疼痛，低热，服用西药（具体不详）大汗后，低热、骨节疼痛已无，遗留短气、乏力。

既往史：无特殊。

刻下症：短气，颞侧、头顶部疼痛，以隐痛、胀痛为主，受风则易诱发，易汗出，纳一般，四肢乏力，眠欠佳，二便正常。舌质淡暗，边有齿痕，苔灰白腻，脉细。

西医诊断：头痛。

中医诊断：头痛（太少合病）。

处方：柴胡桂枝汤加减。

柴胡10g，黄芩10g，法半夏10g，炙甘草10g，茯苓15g，桂枝10g，白芍10g，党参10g，川芎10g，生姜10g，大枣20g。

7剂，水煎服，每日1剂。

10天后随访，患者诉服上方1剂即痛止，上药服毕，诸症已。

按语：六经病皆可引起头痛，临证时需对脉症进行寒热虚实及病位的具体分析，继而选定具体处方，方可取得一定疗效。本案患者患外感而发汗不当，致津液流失，变症丛生。从患者的整体脉症来看，寒热象并不显著，着眼点应放在舌苔上，舌苔灰白而腻，提示里有水毒蕴热的可能。从患者头痛、汗出及受风易诱发的情况来看，太少合病可能性大。而从胃纳表现及头痛情况来看，有没有太阴病、少阴病的可能呢？三阴病多以虚象、寒象为甚，此处显然寒象不显，故可排除三阴病，首先考虑三阳病，证属太少合病——水毒夹热证、津虚证。需要强调的是，本案患者的脉症表现热象并不显著，且是一种结合脉症表现的猜测，在用药上不可侧重寒凉药，方药的寒温属性应与病机契合。通过对八纲的剖析，不难想到柴胡桂枝汤方证。方中柴胡、黄芩清半表里郁热；法半夏、生姜温中祛痰；党参、炙甘草、大枣和胃生津；桂枝、生姜、白芍解表和营血；茯苓增强祛湿之力，且可安神助眠；加入川芎以增强祛风止痛之力。

医案六

陈某，女，40岁。

主诉：头痛20余年。

现病史：20余年前开始出现头痛，每逢发作时疼痛难忍，自诉整个头都痛，想撞墙，时有恶心，冬天发作频繁，遇变天时发作频繁。

既往史：无特殊。

刻下症：整个头部胀痛难忍，面色苍白，声音低微，小便清长，大便时有溏泄。舌淡，苔白腻，脉沉迟。

中医诊断：头痛（风寒伏留）。

处方：川芎茶调散加减。

川芎10g，天麻20g，荆芥10g，防风10g，羌活10g，白芷10g，独活10g，蔓荆子10g，菊花10g，法半夏12g，旋覆花10g，白术10g，代赭石30g（先煎），石膏30g（先煎），白芍20g，甘草5g。

7剂，水煎服，每日1剂。

二诊：患者自述服药后头痛明显改善，舌苔白腻较前好转，大便稍干。于上方去白术，加生地黄15g。续服7剂，每日1剂，水煎内服。

服药后患者自述头痛痊愈，随访1年，未见复发。

按语：本案患者头痛20余年，经多方治疗，不见好转，后经人介绍来我院就医，询问患者患病原因，因产后感受风寒所得，实属足太阳膀胱经风寒循经传入足少阴肾经的伏风头痛，所以治法为疏风散寒、通络止痛。方以川芎祛风散寒，《医学启源》云"头痛，须用川芎"；《本草正》曰"惟风寒头痛极宜之，天麻祛风通经络"，《本草纲目》云"天麻乃定风草，故为治风之神药"。两药合用，共奏祛风通络止痛之功，为君药。荆芥、防风祛风止痛，羌活祛太阳之游风头痛，独活祛少阴之伏风头痛，白芷祛阳明之风邪头痛，菊花、蔓荆子清利头目。七药合用，协助君药以加强祛风止痛之效，为臣药。法半夏、旋覆花燥湿化痰，白术健脾燥湿以治疗兼症，石膏、代赭石镇降，白芍柔肝止痛，六药合用为佐药。甘草缓急止痛，调和药性为使药。二诊时，患者舌苔正常，大便干，所以去燥湿利水之白术，加生地黄以养阴润肠。

医案七

孙某，男，38岁。

主诉：头痛1年余。

现病史：头痛1年余，常反复发作，时缓时重，近半年血压偏高，为160/100mmHg左右，拒服降压药物。近日因劳累头痛加重，前来诊治。

既往史：无特殊。

刻下症：体胖壮实，肤色暗，头痛如裹，颈项部及肩背僵硬不舒，微恶寒，少汗，口燥渴，无口苦，舌红，苔白厚腻，脉浮紧。

中医诊断：头痛（太阳表实证）。

处方：葛根汤加减。

生石膏45g，葛根18g，苍术15g，麻黄15g，桂枝15g，白芍15g，炙甘草9g，生姜9g，大枣6枚。

5剂，水煎服，每日1剂。

患者服药后头痛减，微出汗，颈项部僵硬感明显减轻，继续服

10剂，头已不痛，诸症均减，连续3天测血压在130/80mmHg左右。

按语:《伤寒论》云:"太阳之为病，脉浮，头项强痛而恶寒。"可见头痛多见于太阳病，然病程日久失治、误治容易传变。本案患者"体胖壮实，肤色暗"，黄煌教授称其为"麻黄体质"，该体质的特点是表实汗难出，感受热、湿、寒等邪气难以通过体表及时外散而滞留肌表。寒、湿邪气在表日久未解，反而入里化热，呈现太阳、阳明合病状态。辨别六经后需要进一步辨出方证，抓住主症项背强痛而选用葛根汤。里热明显加生石膏以除热，后世常畏其寒凉而惧用之，《神农本草经》言其"味辛微寒，主中风寒热，心下逆气惊喘，口干，舌焦"。仲景治湿多用术，如麻黄加术汤、防己黄芪汤、去桂加白术汤、甘草附子汤。《神农本草经》载"术，味苦温，主风寒湿痹，死肌"，有学者考证"术"当为"苍术"，苍术味较白术辛，祛湿"取微汗"效佳，故用苍术。

医案八

李某，女，25岁。

主诉:反复头痛2年余。

现病史:2年余前开始出现头痛，每于月经前4～5天出现头痛，疼痛剧烈，且程度逐步加重，至月经后缓解。现正值经前1周，恐此次来潮又发头痛故来诊。

既往史:无特殊。

刻下症:体瘦，面暗，有斑，月经周期尚规律，量少，夹血块，口干苦，食欲不佳，眠差，小便调，平素大便秘结，数日1次，舌暗有瘀斑，脉弦。

中医诊断:头痛（少阳阳明合病兼血瘀证）。

处方:小柴胡汤合桃核承气汤加减。

柴胡15g，桃仁10g，黄芩10g，党参10g，半夏10g，桂枝10g，生大黄10g，炙甘草10g，生姜10g，芒硝5g（分冲），大枣7枚。

7剂，水煎服，每日1剂。

患者未服完7剂，月经已至，其间偶有轻微头痛发作。月经过后复诊，面部较前光泽有润色，无口干，大便已调，考虑阳明里热已除，予小柴胡汤加桃仁，7剂，服后无不适。随诊2个月，经前头痛未作。

按语：头痛可单独见于阳明病，《伤寒论》云："伤寒不大便六七日，头痛有热者，与承气汤。"其病机为里热内盛，毒热上冲于脑。亦可见于少阳病，如"伤寒，脉弦细，头痛发热者，属少阳"，曹颖甫言其病机系"胆火本以津液不充之故，郁而上冒，以至头痛发热"。少阳头痛多伴有口苦、咽干、恶心呕吐、往来寒热、脉弦细等症。少阳居半表半里之位，太阳之邪欲入少阳，而少阳之邪欲转并阳明。故临床上头痛属单纯的少阳病并不多见，而多呈太阳少阳合病、少阳阳明合病及三阳合病的情况。《伤寒论》云："太阳病不解，热结膀胱，其人如狂，血自下，下者愈，其外未解者，尚未可攻，当先解其外，外解已，但少腹急结者，乃可攻之，宜桃核承气汤。"此为瘀热在里的蓄血证，原文虽未直言头痛症状，但"其人如狂"实为蒸气上蒙，热伤血分，瘀血上冲于脑，与本案头痛病机是一致的。复诊时，患者阳明病已解，故去桃核承气汤，以小柴胡汤和解少阳，加桃仁活血化瘀，继服7剂头痛愈。

医案九

李某，女，30岁。

主诉：头痛5年余。

现病史：5年余前开始出现反复头痛，以头顶及左侧为主，时有牵掣和跳动感，影响日常工作，疼痛剧烈时服用止痛片缓解，近日发作频繁，服用止痛片后出现恶心呕吐。

既往史：无特殊。

刻下症：面色暗黄，头痛发作时伴恶心，手足畏寒，口干欲饮，纳差，平素喜食生冷瓜果，舌质红，苔白腻，脉沉弦。

中医诊断：头痛（太阴阳明合病）。

处方：吴茱萸汤加减。

吴茱萸10g，党参15g，生姜15g，大枣15g，生石膏45g。

7剂，水煎服，每日1剂。

患者服药后疼痛明显减轻，已不用止痛片，并自觉胃部较前舒适，继服7剂而愈。随访3个月，头痛未发。

按语：太阴病为里寒证，太阴病头痛多兼水饮，其特点是喜温喜热、食寒饮冷则头痛加重，疼痛剧烈且病程日久，其代表方剂为苓桂剂、理中汤、茯苓饮、真武汤、吴茱萸汤。其中吴茱萸汤治疗太阴病头痛最为常用，此方证条文散见于《伤寒论》中"阳明病""少阴病""厥阴病"篇，虽冠于阳明病、少阴病名，但以方测证，其病机为肝胃虚寒，浊阴上逆，是为里寒证，当属太阴病。本案用吴茱萸汤散寒化饮，又加生石膏清饮邪之郁热，寒热并用使清阳升、浊阴降而痛止。现代医家多用吴茱萸汤治疗巅顶痛，《伤寒论》言"干呕，吐涎沫，头痛者，吴茱萸汤主之"，其未明指头痛部位。因此，凡寒饮上冲重者用吴茱萸汤多效，不必拘于头痛部位。

医案十

王某，男，60岁。

主诉：头痛1周。

现病史：平素体质虚弱，近1周无明显诱因出现头痛、头晕。头部CT检查未见明显异常，服用氟桂利嗪、养血清脑颗粒无效，前来诊治。

既往史：高血压、慢性胃炎、慢性湿疹。

刻下症：神疲乏力，面色晦暗，身体瘦削，头痛，头晕，四肢、胸腹散在红斑、丘疹，瘙痒剧烈，伴心烦，口干不欲多饮，晨起口苦，食欲不振，伴嗳气，眠差，大便稀溏，每天2~3次。舌淡胖，苔薄黄，脉弦。

中医诊断：头痛（上热下寒之厥阴病）。

处方：柴胡桂枝干姜汤合当归芍药散加减。

柴胡15g，天花粉15g，当归15g，炒白术15g，桂枝15g，干姜10g，白芍15g，黄芩10g，生牡蛎30g（先煎），茯苓30g，泽泻20g，川芎10g，炙甘草10g。

7剂，水煎服，每日1剂。

患者服药后，头痛头晕明显减轻，皮肤瘙痒减轻，继服前方7剂，已不头痛、头晕，口苦消失，嗳气除，大便调，面色较前红润，舌淡苔薄白，脉来和缓。如此服用本方加减调理2个月，患者虚弱体质明显改善，多年湿疹已愈，遂停药，嘱畅调情志、注意饮食。

按语：关于柴胡桂枝干姜汤各医家认识不一，当代经方家冯世纶认为本方证属半表半里的阴证，即厥阴病。临床应用本方需抓住"上热"与"下寒"两大症状群。《伤寒论》云："血弱气尽，腠理开，邪气因入，与正气相搏。"可知半表半里证，多为虚弱之体，其体质辨识要点为体形消瘦、面色萎黄、极易焦虑紧张、脾胃功能弱、大便不易成形、腹部弱而无力、胸胁部多按之不适、脐旁悸动等。当归芍药散原治妇人腹中痛，但在临床中拓展应用范围，运用本方的关键病机为虚寒血滞水停。两方合用，共同调理肝脾二脏，可改善虚弱体质。方中柴胡配黄芩以和解半表半里，以除烦；天花粉生津止渴；牡蛎咸以软坚，敛以止渴，以上皆治上热。桂枝、干姜、炙甘草补脾散寒，温通阳气，以治心下满微结，小便不利，治在下之寒。当归、白芍、川芎养血活血，茯苓、白术、泽泻健脾利水。

医案十一

李某，女，50岁。

主诉：头痛10年余，加重1个月。

现病史：10年前于外院诊断为偏头痛，遇冷热刺激后头痛发作，得温后症状减轻。

既往史：无特殊。

刻下症：头痛，眼干涩痛，耳痒，口苦，睡眠欠佳，舌质暗，舌苔白润，脉弦缓。

中医诊断：头痛（肝胆郁热）。

处方：温经汤合麻黄附子细辛汤加减。

当归15g，白芍40g，桂枝15g，吴茱萸10g，川芎30g，生姜10g，党参15g，炙甘草15g，柴胡15g，黄芩12g，葛根30g，煅龙骨20g（先煎），煅牡蛎20g（先煎），炙麻黄5g，附子5g，细辛5g，白芷5g。

3剂，水煎服，每日1剂。

二诊：患者服药后病情好转，头痛减轻，上火症状减轻，活动后少腹痛，睡眠欠佳，白带量多，有血丝，食纳可，大便可，小便黄。舌质暗，舌苔白，脉弦缓。

处方：柴胡15g，黄芩15g，炙甘草15g，赤芍15g，白芍15g，当归15g，川芎30g，黑干姜10g，葛根30g，桑白皮15g，牡丹皮15g，栀子20g，桂枝10g，生龙骨20g（先煎），牡蛎20g（先煎），茯苓30g，桃仁10g，炙麻黄5g，附子5g，细辛5g，吴茱萸10g，党参15g，阿胶10g，麦冬10g。

按语：患者偏头痛部位在头之两侧，属于少阳头痛。且患者有眼涩、耳痒等肝胆经热邪上扰清窍的症状，故属于肝阳头痛。肝郁化火，暗耗阴血，风阳上扰清窍发为头痛。证属冲任虚损，肝胆郁热，瘀血阻滞。方选温经汤加减。方中吴茱萸味辛、苦，性热，归肝、脾、胃、肾经，伍桂枝辛温入肝以散肝经之寒邪，解肝气之郁滞，以治头痛；伍柴胡、黄芩、当归、川芎、阿胶、白芍，以清肝，疏肝，补肝，敛肝；炙麻黄、附子、细辛温经通络止痛；党参、生姜、炙甘草补中益气，使脾阳壮而气血生化有源；栀子、葛根清热泻火，清利头目，眼干痒自止。诸药合用，经络疏通，则头痛愈。

医案十二

夏某，女，40岁。

主诉：头痛3天。

现病史：患者自述3天前因感受风寒而引起头痛，呈紧束感，痛连项背，遇寒加重，得温症状减轻，伴有怕风和身体寒冷，鼻塞声重纳食可，二便调。

既往史：无特殊。

刻下症：头痛呈紧束感，痛连项背，遇寒加重，得温症状减轻，伴有怕风和身体寒冷，纳食可，二便调。舌淡，苔薄，脉缓。

中医诊断：头痛（外感风邪）。

处方：川芎茶调散加减。

川芎15g，荆芥10g，白芷10g，羌活10g，炙甘草10g，细辛3g，防风15g，薄荷15g。

7剂，水煎服，每日1剂。

针灸治疗：取百会、四神通、后顶、风池（双侧）、后溪（左侧）、申脉（左侧）、风府（左侧）、列缺（左侧）。留针30分钟，平补平泻，日1次，7次为1个疗程。

按语：外感头痛的发生常与感受风邪有关，导致头部经络功能失常，气血失调，脉络不通，故选用针刺配合口服中药综合治疗。川芎茶调散全方仅8味药，集中了川芎、荆芥、白芷、羌活、细辛、防风、薄荷7味风药，仅以一味甘草作和，其专攻风邪之功用显而易见。方中川芎味辛，性温，用量比较重，擅于祛风活血而止头痛，长于治少阳、厥阴经头痛，并为诸经头痛之要药，为君药。薄荷、荆芥轻而上行，善能疏风止痛，并能清利头目，为臣药。羌活、白芷均能疏风止痛，其中羌活长于治太阳经头痛，白芷长于治阳明经头痛；细辛散寒止痛，并长于治少阴经头痛；防风辛散上部风邪。上述诸药协助君、臣药以增强疏风止痛之效，均为佐药。炙甘草益气和中，调和诸药，为使药。服用时清茶调下，取其苦凉之性，既可上清头目，又能制约风药之过于温燥与升散。诸药合用，共奏疏风止痛之效。

医案十三

何某，男，50岁。

主诉：左枕部疼痛2个月。

现病史：自诉2个月前开始无明显诱因出现左枕部头痛，伴失眠，盗汗，多噩梦，心悸。

既往史：发现血压升高4年，服3种降压药（苯磺酸左氨氯地平片、厄贝沙坦、倍他乐克）效果差，平时收缩压150～160mmHg，舒张压100～110mmHg。有痛风病史和腰椎病。

刻下症：头痛，左枕部疼痛，口渴，喜冷饮，纳可，舌红，苔黄腻，脉沉弦滑。

中医诊断：头痛（热毒内盛证）。

处方：黄连解毒汤加减。

黄连5g，黄芩10g，黄柏5g，栀子10g，钩藤25g，川芎15g，天花粉10g，煅牡蛎10g（先煎）。

7剂，水煎服，每日1剂。

二诊：患者诉服2剂药后，头痛即消失，现失眠、盗汗、心悸、口渴等症明显缓解，已自行停用2种降压药，现只服苯磺酸左氨氯地平片，血压稳定在130/80mmHg。

按语：黄连解毒汤出自《肘后备急方》，主治一切实热火毒、三焦热盛之证。症见大热烦躁，口燥咽干，错语，不眠；或热病吐血、衄血；或热甚发斑，身热下痢，湿热黄疸；外科痈疽疔毒，小便赤黄，舌红苔黄，脉数有力等。《成方便读》云："治一切火邪，表里俱盛，狂躁烦心，口燥咽干，大热干呕，错语不眠，吐血，衄血，热盛发斑等证。"本方常用于败血症、脓毒血症、痢疾、肺炎、尿路感染、流行性脑脊髓膜炎、乙型脑炎、感染性炎症、出血性中风等属热毒患者。本方临床应用以大热烦躁，口燥咽干，舌红苔黄，脉数有力为辨证要点。便秘者，加大黄以泄下焦实热；吐血、衄血、发斑者，酌加玄参、生地黄、牡丹皮以清热凉血；瘀热发黄者，加茵陈、大黄，清热祛湿退黄。本案患者头痛、失眠、口渴喜冷饮、舌红、苔黄腻、脉弦滑，伴有顽固性高血压，一派实热之象，符合黄连解毒汤证。日本医家大塚敬节先生临床善用黄连解毒汤加钩藤治疗实热火毒导致的高血压，疗效确切。黄连解毒汤味道极苦，然而符合该方证的患者服药却不觉苦，容易接受，但是应中病即止，不可长期服用，以免苦寒之药耗损阳气。

医案十四

李某，女，40岁。

主诉：反复头痛10余年，加重1个月。

现病史：患者10余年前无明显诱因出现头痛，当时未予治疗，后头痛反复发作，每遇劳累、焦虑及受凉后加重，休息时缓解，偶伴有恶心呕吐。近1个月来头痛加剧，遇风及受凉后更甚，为进一步诊治而来门诊。

既往史：慢性胃炎。

刻下症：头痛，痛至前额连及眉棱骨，遇风及经期加剧，苔薄白，脉浮紧。

中医诊断：头痛（风邪外袭）。

处方：川芎茶调散加减。

川芎30g，白芷20g，藁本10g，附子10g（后下），葛根30g，荆芥10g，羌活10g，细辛5g，桂枝15g，北柴胡5g，防风10g，薄荷5g（后下），炙麻黄10g，桑白皮10g，炒白芍20g。

7剂，水煎服，每日1剂。

二诊：患者诉服药后效果不佳，同时强调头痛在经前易发，以两侧胀痛为主，夜寐欠安，且近期情志不舒，舌红，苔薄白，脉弦。

中医诊断：头痛（肝气郁结）。

处方：柴胡疏肝散加减。

北柴胡10g，醋香附15g，桑白皮10g，炙甘草5g，附子10g，炒白芍15g，炙麻黄10g，炒麦芽20g，郁金15g，乌药10g，枳壳15g，陈皮10g，川芎20g，细辛5g。

7剂，水煎服，每日1剂。

三诊：患者诉头痛1周未发，舌红，苔薄，脉浮。继续予川芎茶调散加减巩固治疗1个月。

后随访，患者头痛至今未发。

按语：头痛是指由于外感六淫或内伤杂病致使头部脉络拘急或失养，清窍不利所引起的，以自觉头部疼痛为临床特征的一类疾病。其既可单独出现，又可见于多种疾病的过程中。《景岳全书·头痛》云："凡诊头痛者，当先审久暂，次辨表里。盖暂痛者，必因邪气；久病者，必兼元气。以暂病言之，则有表邪者，此风寒外袭于经也，治宜疏散，最忌清降；有里邪者，此三阳之火炽于内也，治宜清降，最忌升散，此治邪之法也。"头为"诸阳之会"，又为髓海之所在，五脏之精气、六腑之清气皆上注于头，手足三阳经亦上会于头。本案患者初诊时自诉因受凉后而发头痛，乃因平素起居不慎，感受风寒之邪，邪气上犯头部，清阳之气受阻，气血不畅，而发为头痛，辨为风寒头痛，故以川芎茶调散加减疏风散寒止痛。二诊时患者诉头痛仍在，再次审查病因，患者头痛经前易发，胀痛为主，夜寐欠安，近期情志不畅，杨楠教授考虑患者乃情志不遂，肝气郁结，气机不畅，经络阻滞不通，不通则痛所致，故改为柴胡疏肝散加减治之。方中柴胡疏肝解郁；川芎活血行气，专治头目之痛；香附、陈皮、枳壳理气宽中；白芍柔肝；甘草调和诸药；炒麦芽健脾和中，防肝郁克脾；桑白皮泻肺利水；郁金、乌药助柴胡疏肝解郁，兼行三焦滞气。诸药相合，共奏行气活血、通络止痛之效。杨楠教授辨证审因，详查病机，表里兼顾，收效颇佳。

第二章　眩晕

眩晕是因机体空间定位发生障碍而产生的运动性错觉或幻觉现象，以旋转、摇晃、倾斜等运动性或位置性感觉异常为主要表现，常伴随恶心、呕吐等症状，可分为自发性眩晕与诱发性眩晕两类。在医学范畴内，中医将眩晕视作独立病种，西医则把它当作一种临床综合征，其可由多种不同疾病诱发。此病在中老年人群中较为多发，病程往往较长，容易反复缠绵，发作时会极大影响患者生活质量，严重情况下甚至发展为中风、厥证、脱证，对生命构成威胁。西医在治疗眩晕时多采用对症治疗手段，如运用抗组胺药、抗胆碱药、血管扩张药等，但长期服用这类药物存在诸多弊端，如复发率较高、容易引发肝肾损伤及胃肠道反应等。与之相比，中医学在治疗眩晕方面凭借多年临床实践积累了丰富经验，独具优势。其中经方作为仲景医疗实践经验的智慧结晶，历经千百年临床验证，有用药精准、药味简洁、配伍严谨等特性，其疗效得到广泛认可，学术地位经久不衰，为治疗眩晕提供了一种有效且颇具特色的途径与方法。

杨楠教授治疗眩晕以脏腑辨证为核心，擅长运用经方，临床疗效显著，同时指导患者调整生活方式，如合理饮食、适度运动、调节情志等，从根源上预防眩晕的再次发作。

医案一

刘某，男，71岁。

主诉：头晕3个多月。

现病史：头晕3个多月，呈天旋地转样，偶有胸闷，无头痛，无耳鸣，眠差，舌淡红，苔白，脉弦。

既往史：轻度认知功能障碍、脑梗死。

刻下症：头晕，体位改变明显，呈天旋地转样，平卧可缓解，口苦，恶心，易汗出，纳差，眠差，二便调，舌淡红，苔白，脉弦。查体示闭目直立试验闭眼（＋），直线行走试验不能完成。

西医诊断：耳石症。

中医诊断：眩晕（少阳病）。

处方：大柴胡汤加减。

北柴胡15g，黄芩10g，白芍15g，法半夏10g，生姜10g，枳实15g，黑枣10g，制枳壳15g，赤芍10g，龙骨20g（先煎），牡蛎20g（先煎），酸枣仁20g，浮小麦30g。

7剂，水煎服，每日1剂。

二诊：患者服药后未见明显头晕。

按语：大柴胡汤是应用较为广泛的经方之一，其归属柴胡剂范畴，病位包括少阳阳明合病，该方能和解内外、运转枢机、泄热通便，广泛应用在胃肠阻滞类疾病和肝胆郁阻类疾病中，对急性胰腺炎、急性胆囊炎、急性阑尾炎、胆石症等急腹症具有可靠疗效。大柴胡汤在《伤寒论》中记载有三："太阳病，过经十余日，反二三下之，后四五日，柴胡证仍在者，先与小柴胡。呕不止，心下急，郁郁微烦者，为未解也，可与大柴胡汤，下之则愈。""伤寒十余日，热结在里，复往来寒热者，与大柴胡汤。但结胸，无大热者，此为水结在胸胁也。但头微汗出者，大陷胸汤主之。""伤寒发热，汗出不解，心中痞硬，呕吐而下利者，大柴胡汤主之。"

本案患者以眩晕为主诉前来就诊，临床不可一见眩晕，就用天麻、钩藤等平肝息风药堆砌在一起，这是对"症"用药，中医讲求辨证论治，"证"和"症"一定要分清，要从患者的各种症状中归纳总结出证候，不可机械地对症治疗，否则便会落入"头痛医头、脚痛医脚"的思维中。杨楠教授灵活应用大柴胡汤治疗耳石症导致的眩晕，正是基于辨证论治、方证相应的原则。本案患者形体壮实，胸廓宽厚，腹部胀满，腹肌紧张，有抵触感，正如《伤寒论》记载的"心中痞硬"，腹诊是很典型的大柴胡汤证，属于阳证、实证。口苦、恶心、脉弦多见于少阳半表半里的柴胡证，少阳阳明邪热壅滞，邪热经三焦上扰清窍，故见眩晕。而龙骨、牡蛎、酸枣仁是在辨证论治基础上针对个别症状的对症治疗。

我们再从西医角度来看上面这个案例。耳石症，亦称良性阵发性位置性眩晕，是最常见的外周性前庭病症，以反复出现的位置性眩晕为特征。根据受累半规管的位置，又可以细分为后半规管型、外半规管型、前半规管型及多半规管型，临床最常见的是后半规管型。临床常见症状为患者头部位置发生变化时，如坐卧体位变化、卧位翻身，会突然出现旋转性眩晕，可能伴有眼震、恶心及呕吐，发病持续时间较短，多数情况下持续时间不会超过1分钟。主要治疗方法是耳石复位，在本案患者的治疗中，也结合了手法复位治疗。复位后的注意事项：①采取高枕卧位，健侧卧位或平卧位，3天后恢复正常卧位。②避免头部剧烈运动（如跳绳、打球等）。③复位后有走路不稳、眩晕、恶心呕吐等反应，系耳石刺激的残留症状，一般会随时间推移消失。④大部分患者可一次复位，少数患者需多次复位。

医案二

衡某，女，65岁。

主诉：头晕3年余。

现病史：眩晕已有3年之久，时轻时重，甚则必平卧，缓则虽可坐立，但步履维艰，平素恶风，无汗出、发热、面赤、胸闷、烦躁、纳呆、失眠、乏力等症。

既往史：胆囊切除术病史。

刻下症：头眩晕，时轻时重，甚则必平卧，缓则虽可坐立，但步履维艰，恶风，口苦，便溏，舌略红，苔薄白，舌心少苔，脉弦细数。查体示血压135/83mmHg，闭目难立征（－），直线行走试验（－），病理反射未引出，生理反射存在。

西医诊断：头晕（原因待查）。

中医诊断：眩晕（少阳病）。

处方：柴胡桂枝干姜汤加减。

柴胡25g，桂枝10g，干姜10g，天花粉15g，黄芩10g，牡蛎20g（先煎），炙甘草5g。

7剂，水煎服，每日1剂。

二诊：前方不效，诸症如故。再详审诸症，仍应用柴胡桂枝干姜汤，并遵原方之量，7剂。

三诊：患者仅服1剂，眩晕即止。3剂毕，纳增，眠好，精神转佳，行走自如，唯微觉胸闷。继予原方，连服10剂。

后随访，患者诸症消。

按语：少阳半表半里是表里传变的枢机，少阳为枢，不仅是表证传里的枢机，也是三阳病传入三阴的枢机。所以少阳病多有兼见证，如少阳兼表的柴胡桂枝汤证，少阳兼里实的大柴胡汤证。而柴胡桂枝干姜汤正是与大柴胡汤证相对的方剂，是少阳兼里虚寒之证。

柴胡桂枝干姜汤记载在《伤寒论》中，其云："伤寒五六日，已发汗而复下之，胸胁满微结，小便不利，渴而不呕，但头汗出，往来寒热，心烦者，此为未解也，柴胡桂枝干姜汤主之。"杨楠教授应用柴胡桂枝干姜汤，常抓两个主症，一为口苦，二为便溏。原因有二：其一，火之味苦，他经之火甚少见口苦，唯肝胆之火，则多见口苦，故口苦反映少阳有邪热，可作为病在少阳的证据，《伤寒论》把"口苦"作为少阳病提纲证的第一证，也说明口苦在少阳病的地位举足轻重。其二，便溏是判断太阴病的主要依据，《伤寒论·辨太阴病脉证并治》云："太阴之为病，腹满而吐，食不下，自利益甚，时腹自痛，若下之，必胸下结硬。"临床上，无论什么病，病程多久，凡见到腹胀满而又下利益甚、便溏、大便不成形者，应考虑为太阴虚寒。

本案患者头晕已数载，症时轻时重，甚则必平卧，缓则虽可坐立，但步履维艰，虚象明显，又见"口苦""便溏"两主症，故启用本方，首诊虽无效，但再详审诸证，仍属本方证，故守方治疗。二诊方仅服1剂，眩晕即止，故治疗慢性病，只要辨证准确，就要有方可守。

医案三

耿某，男，29岁。

主诉：头晕伴右侧肢体乏力。

现病史：头晕伴右侧肢体乏力，晨起头痛，颈项强痛，睡眠不佳，下颌不自主震颤，忧思多虑。

既往史：无。

刻下症：头晕伴右侧肢体乏力，晨起头痛，颈项强痛，睡眠不佳，下颌不自主震颤，忧思多虑，查体见右侧肢体肌力5级，腱反射活跃，颈无压痛，对指试验灵活，下颌见不自主震颤。舌淡红，苔薄白，脉弦。辅助检查无特殊。

西医诊断：颈椎病。

中医诊断：眩晕（少阳病）。

处方：小柴胡汤加减。

北柴胡10g，黄芩15g，党参15g，法半夏10g，生姜5g，大枣10g，甘草5g，龙骨20g（先煎），牡蛎20g（先煎），酸枣仁15g，浮小麦30g，葛根20g。

7剂，水煎服，每日1剂。

二诊：患者诉服药后头晕改善。

按语：《伤寒论》云："少阳之为病，口苦，咽干，目眩也。"《素问·六微旨大论》云："少阳之上，火气治之。"《素问·阴阳离合论》云："太阳为开，阳明为阖，少阳为枢。"故少阳病病理以枢机不利、郁热炎上为特点。

少阳三焦居于人体腹腔与胸腔，为津液、气血畅达五脏六腑的关键通道，其枢机的通利与否直接关系着脏腑生理功能的正常运转。如《素问·灵兰秘典论》所云"三焦者，决渎之官，水道出焉"，表明三焦承担着津液运行与水谷运化布散之职，主司决渎，通调水道以濡润脏腑官窍。《难经》亦言"三焦者，水谷之道路，气之所终始也"，当少阳枢机不畅时，会引发一系列复杂的病理变化。气机郁滞，致使脑窍受阻；津液代谢紊乱，水湿内生并聚成痰饮，进而瘀滞脉道；清阳之气难以宣发，升降出入失司，阳气郁积不行。如此一来，气血失于调和，诸多病症皆因少阳枢机不利而起，严重影响人体健康状态与功能活动。

《素问·至真要大论》记载"诸风掉眩，皆属于肝"，眩晕和肝有着密切的联系。金元四大家之一的朱丹溪认为"无痰不作眩"，结合"肝""痰"两个因素，中医认为肝胆疏泄失常，导致少阳三焦失和，痰湿内生，痰湿经三焦上扰清窍，出现眩晕。其病因为痰，与气机升降失常相关，因此治疗眩晕，化痰贵在健脾，调气重在疏肝，肝脾同治，化痰调气并举，则眩晕自愈。

杨楠教授基于对经典条文的理解，用小柴胡汤加减治疗眩晕，如辨证属少阳者亦收效甚捷。辨别少阳枢机不利的要点：第一，症状间歇发作或情绪波动加重；第二，伴随口苦咽干，胸胁胀满，心烦喜呕等症之一；第三，舌象多表现为舌红、苔薄黄，脉多为弦脉。

方中柴胡疏肝解郁，黄芩清热利胆，共奏疏肝利胆之效，肝郁得疏则"木能达土"，胆腑通利则气不犯胃，肝脾调畅，胆胃安和则气机升降复常。党参、大枣、甘草健脾益气，顾护中州，既可使脾强不为肝乘，又可使脾运健而杜生痰之源。半夏、生姜化已生之痰。如患者痰浊甚，可在方中加具有利水渗湿、健脾和胃功效的茯苓，具有健脾益气、燥湿利水、化痰止眩功效的白术，以及燥湿化痰、理气调中功效的陈皮，使本方燥湿化痰的治疗效果增强。

医案四

原某，男，68岁。

主诉：反复头晕1个月。

现病史：头晕，步态不稳，偶有心悸、腹部不适。曾因"颅内静脉窦血栓形成"住院治疗。

既往史：高血压、腔隙性脑梗死。

刻下症：头晕，步态不稳，头痛，肩痛，偶有心悸、腹部不适，眠差。舌淡润，苔白腻，脉弦。血压152/89mmHg，双眼外展受限。

西医诊断：颅内静脉窦血栓形成，高血压。

中医诊断：眩晕（阳虚水泛兼瘀阻脑络）。

处方：苓桂术甘汤加减。

茯苓15g，桂枝10g，白术15g，甘草5g，牡丹皮15g，桃仁10g，赤芍15g，泽泻30g。

7剂，水煎服，每日1剂。

患者服药5剂后，疼痛减轻。服完7剂后夜寐转安，肩功能活动改善，仍觉酸楚，继续守前方治疗。前后共服35剂，头晕消失。

按语：苓桂术甘汤在治疗眩晕方面疗效显著，依据《伤寒论》"伤寒，若吐、若下后，心下逆满，气上冲胸，起则头眩，脉沉紧，发汗则动经，身为振振摇者，茯苓桂枝白术甘草汤主之"及《金匮要略》"心下有痰饮，胸胁支满，目眩，苓桂术甘汤主之"的记载，此二条所涉及的眩晕均由水饮内停引发。方中茯苓占据重要地位，其主要功效在于健脾化饮，通过淡渗利湿的作用，促使体内水饮得以运化与排泄。桂枝则发挥通阳化气之能，可有效平冲降逆，调节人体气机的升降平衡。白术擅长燥湿健脾，脾的运化功能恢复正常后，停滞于体内的水饮便能够逐渐被化解，且白术与茯苓、桂枝相互配合，彼此协同增效。炙甘草与桂枝合用能够辛甘化阳，与白术一同实现健脾益气的作用，并且还能充当调和诸药的关键角色。苓桂术甘汤通过四药精妙配伍，达成温阳健脾以助力化饮，淡渗利湿以平定冲逆的目的，从而有效针对水饮内停所致的眩晕进行治疗，调整人体内部的水液代谢与气机运行，缓解眩晕症状，恢复机体的平衡与健康状态。

本案在苓桂术甘汤方中加泽泻，取《金匮要略》"泽泻汤"之意。仲景早有"心下有支饮，其人苦冒眩，泽泻汤主之"的宝贵经验。泽泻汤由白术和泽泻两味药组成，泽泻渗湿利水为主药，白术燥湿健脾为辅药，祛水湿以除痰饮之源。运用此方的关键在于剂量，原方中"泽泻五两、白术二两"，故临床上一定要重用泽泻，常用泽泻25～30g，白术10～15g，如果比例失调，会影响疗效。临床上凡遇痰浊眩晕，用苓桂术甘汤合泽泻汤加减，常获良效。因患者曾有颅内静脉窦血栓，且目前仍有疼痛症状，考虑为瘀血阻滞，不通则痛，故合入了桂枝茯苓丸以活血化瘀。

医案五

文某，女，43岁。

主诉：头晕头痛1个多月。

现病史：头晕，头痛，伴耳鸣，汗多，口干，寐可，二便正常。

既往史：无特殊。

刻下症：头晕，头痛，伴耳鸣，汗多，口干，脚冷。舌红，苔白，脉细尺沉。

西医诊断：头晕头痛（原因待查）。

中医诊断：眩晕（下虚上浮）。

处方：肾气丸加减。

熟地黄10g，山药10g，山萸肉10g，制附子10g（先煎），肉桂5g（后下），龙骨20g（先煎），泽泻10g，牡丹皮15g，茯苓20g，生地黄20g，黄芪20g。

二诊：患者服药后，头晕好转，仍有头痛，于上方加白芷、葱白以止痛。

三诊：患者服药后，症状较前明显好转。

按语：《素问·生气通天论》云："阳气者，烦劳则张……阴阳之要，阳密乃固。"一方面指出阳气具有容易外浮的特点，另一方面强调阳气在密。本案病机综合来看属于肝肾不足，气阴不足，阳气浮越。治疗当滋补肝肾，温补阳气，引火归原。治以肾气丸加味。

肾气丸由医圣张仲景所创制，首载于《金匮要略》，此方有几大特点：①巧妙运用"三补""三泻"。"三补"指方中干地黄补肾阴，填肾精；山茱萸补肝肾，敛元气；山药温补脾肾之气。"三泻"指方中茯苓淡渗利湿；牡丹皮清泻相火；泽泻利湿泄浊。"三补""三泻"巧妙配伍运用，补泻结合。②体现"少火生气"。《素问·阴阳应象大论》曰："壮火之气衰，少火之气壮；壮火食气，气食少火；壮火散气，少火生气。"即少火益气，气得少火则生长；壮火食气，又散气，故气得壮火则耗散。方中仅以少量桂枝、附子补助肾阳，意在微微少火，以生肾气，故名肾气丸。③体现"善补阳者，必于阴中求阳"。肾气丸的组成既有补肾阳药物，又有补肾阴药物，但并非"阴阳并补"，而是以补肾阴药居多，方中补阴药有干地黄八两，山茱萸、山药各四两，而补阳药桂枝、炮附子仅各一两，正如"善补阳者，必于阴中求阳，则阳得阴助而生化无穷"之意。

另外，本案中加龙骨属于"温潜法"。温潜法是祝味菊先生于临床实践中所创立的独特治法。其核心在于将附子与龙骨、磁石、牡蛎等具有重镇潜下作用的药物相互配伍运用。如此一来，整个处方便兼具温阳之性与潜阳沉降之力，故而得名"温潜法"。在临床应用方面，祝味菊先生常将该法用于"虚火证"的治疗。此"虚火"并非传统意义上阴虚火旺所产生之火，实则是气虚阳浮而引发的虚火。正如祝氏所阐述的那般，身体虚弱之人若躁盛表现明显，其内在是正气不足、阳气怯弱，外在则呈现阳浮于上的状态，这种兴奋属于虚性兴奋，根源在于阳气衰微而无法内敛。基于此，温潜法用附子来温扶阳气，以从根本上解决问题，同时佐以龙骨、牡蛎、石英等质地沉重之药，旨在潜纳浮游之阳气。正如祝氏所说，磁石、牡蛎、石英等石类、介类药物，因其质重特性能够抑制浮阳，并且还能拮抗附子的燥烈之性，引导附子的作用趋向于下焦，从而使人体阴阳恢复平衡，虚火得以平息，为治疗气虚阳浮之"虚火证"提供了一种行之有效的思路与方法。

医案六

周某，男，42岁。

主诉：眩晕2月余。

现病史：眩晕，耳鸣，无天旋地转，无黑蒙，心悸，寐差，汗多怕风，面色萎黄，纳差，二便调。

既往史：高血压。

刻下症：眩晕，耳鸣，心悸，寐差，汗多怕风，面色萎黄，血压180/96mmHg，舌淡红，少苔，脉缓。

西医诊断：头晕（原因待查），高血压。

中医诊断：眩晕（营卫不和，虚阳上越）。

处方：桂枝加龙骨牡蛎汤加减。

桂枝10g，白芍10g，甘草10g，龙骨20g（先煎），牡蛎20g（先煎），生姜10g，大枣10g。

5剂，水煎服，每日1剂。

3剂汗止，心悸除，略感眩晕，血压150/90mmHg。继服5剂，眩晕止。

按语：桂枝加龙骨牡蛎汤出自《金匮要略》，其言："夫失精家少腹弦急，阴头寒，目眩，发落，脉极虚芤迟，为清谷、亡血、失精。脉得诸芤动微紧，男子失精，女子梦交，桂枝龙骨牡蛎汤主之。"《绛雪园古方选注》曰："桂枝、甘草、龙骨、牡蛎，其义取重于龙、牡之固涩。仍标之曰桂甘者，盖阴钝之药，不佐阳药不灵，故以龙骨、牡蛎之纯阴，必须借桂枝、甘草之清阳，然后能飞引入经，收敛浮越之火，镇固亡阳之机。"

桂枝加龙骨牡蛎汤的功效为调和阴阳，潜镇摄纳，适用于虚弱体质症见精神亢奋、易惊、失眠、多梦、胸腹动悸、自汗盗汗、脉弱者等。杨楠教授认为，桂枝加龙骨牡蛎汤治疗目眩的机制仍是营卫不和，所以辨证及治疗均需谨守营卫不和病机，营卫即阴和阳，即气和血，即神和精，二者失和均可以桂枝汤化裁，如出现一方不固则加龙骨、牡蛎收敛，不足则补其不足，多余则泻其有余，灵活化裁均可取效。正如清代王旭高所言"桂枝汤外感用之能祛邪和营卫，内伤用之能补虚调阴阳，加龙骨、牡蛎，收敛其浮越之神，固摄其散广之精"。

本案患者营卫不和，卫阳不能固护营阴，故汗出；阳失去阴的涵养，虚阳外浮，阴阳不和，心肾不交，故而心悸、寐差。方用桂枝加龙骨牡蛎汤，外可得桂枝汤调和营卫以固表，内可交通阴阳而守中，加龙骨、牡蛎加强潜阳宁心、收敛固涩之效。

医案七

黄某，男，47岁。

主诉：头晕5天。

现病史：患者5天前无明显诱因出现头晕，少许纳差，失眠，无头痛，无恶心呕吐，无视物模糊，无偏瘫麻木等不适，纳寐尚可，小便正常，大便3日未行。

既往史：无特殊。

刻下症：头有昏沉感，疲倦，少许纳差，失眠，多梦，舌淡，苔薄白，脉细弱。头颅CT检查无特殊。

西医诊断：头晕（原因待查）。

中医诊断：眩晕（心脾两虚）。

处方：归脾汤加减。

黄芪15g，人参15g，白术15g，当归15g，龙眼肉15g，茯神15g，远志15g，酸枣仁15g，木香15g，甘草15g。

7剂，水煎服，每日1剂。

1周后患者复诊，头晕较前缓解，守原方7剂，头晕愈。

按语：现代社会高强度的工作压力、长期的精神紧张及不良的生活习惯等，常使人体气血耗损，心脾功能失调。心主血脉，脾为生血之源且能统摄血液，心脾两虚时，气血生化不足且运行无力，头部得不到充足的气血濡养，便会引发头晕。方中人参、黄芪、白术相互配伍，以其甘温之性益气健脾，从根源上促进气血的生成，为君药，为治疗头晕奠定坚实的气血基础。当归与龙眼肉携手补血养血，如同为头部输送源源不断的营养物质；茯神、远志、酸枣仁养心安神，使心神安宁，气血运行有序。共同构成臣药，协同君药进一步改善心脾两虚的状态，缓解头晕症状。佐药木香在此方中起着关键的理气行滞醒脾之效，确保补而不滞，使气血流畅地运行至头部，以滋养清窍。使药炙甘草调和诸药，使整个方剂的药效得以平衡协调。诸药合用，通过益气生血，让头部气血充盈；养血安神，稳定心神，促进气血的正常分布；补脾统血，维持气血的正常循行，从而有效地改善心脾两虚导致的头晕症状。

在类方鉴别上，归脾汤和补中益气汤同为保元汤加归、术等而成，均为治疗脾虚的方剂，但本方是理血之剂，主补脾阴，滋养心脾；补中益气汤则为理气之剂，主升胃气，补益中气。归脾汤为四君子汤合当归补血汤加龙眼肉、酸枣仁、远志、木香而成，功效却与后两方大不相同，四君子汤补气健脾，当归补血汤补气生血，归脾汤却能补血养心，益脾生血，使心脾相生，气血两旺。

在临床上，归脾汤的症状常为头昏倦怠、面色萎黄、食少困倦、肌痿乏力、大便稀溏、妇人崩漏、慢性衄血、皮下瘀斑、心悸怔忡、失眠健忘、带下清稀、胃及十二指肠溃疡、慢性头痛等。脉多细弱，舌淡，苔薄白。另外，归脾汤对"不荣疼痛"可获良效。中医疼痛有"不通则痛"和"不荣则痛"，对于虚性疼痛，则多以绵绵疼痛为辨证指征，但气血不荣于脏腑，也可产生剧烈疼痛，而归脾汤正适用于此类疼痛。

医案八

蔡某，女，38岁。

主诉：反复头晕2年余，加重3天。

现病史：头晕2年，有昏沉感，呕吐，耳鸣，每次持续约1小时，2年间间断反复发作。近2个月来头昏头晕，体位改变后加重，休息后缓解，伴恶心欲呕，颈部不适，欲解大便，3天前症状加重，伴乏力，纳差，口渴，眠差，大便稀，一日数次。

既往史：高血压。

刻下症：头晕伴恶心欲吐，颈部不适，欲解大便，3天前症状加重，伴乏力纳差，口渴，眠差，大便稀，一日数次，月经量稍多，舌淡，苔薄白，边有齿痕。

西医诊断：梅尼埃病。

中医诊断：眩晕（清阳不升）。

处方：益气聪明汤加味。

黄芪15g，葛根30g，炒白芍15g，升麻5g，蔓荆子10g，当归10g，陈皮5g，炙甘草5g，柴胡10g，炒白术10g，法半夏15g，黄芩10g，人参10g。

7剂，水煎服，隔天1剂。

患者服药1周后，诸症减轻。继服上方14剂，无头晕发作。

按语：在中医理论体系中，脾胃居于核心枢纽地位，五脏六腑皆仰仗脾胃运化水谷精微所产生的气血滋养，十二经脉的清阳之气亦需借脾胃之力方能上达头面诸窍。然而，当遭遇饮食失节、过度劳役等不良因素时，脾胃易受损伤，导致后天之气匮乏。脾胃虚弱，则运化失职，清气无法顺利上升，浊气滞留，邪毒趁机侵袭空窍，由此引发头晕、头痛等一系列症状，严重者还可能并发内障等眼部疾病。《医方集解》记载："五脏皆禀气于脾胃，以达于九窍；烦劳伤中，使冲和之气不能上升，故目昏而耳聋也。"《灵枢·口问》曰：

"故上气不足，脑为之不满，耳为之苦鸣，头为之苦倾，目为之眩。"

益气聪明汤针对此类因脾胃受损、清阳不升所致的病证有着独特的治疗功效。方中人参、黄芪性味甘温，大补脾胃之气，为脾胃功能的恢复提供充足动力；甘草甘缓平和，擅长调和脾胃，协同人参、黄芪使脾胃之气得以稳固重建；葛根、升麻、蔓荆子三药，质地轻盈且具升发之性，可有效鼓舞胃气上行，促使清气上达头目。一旦中气充足，清阳得以升腾，头部诸窍便能恢复通利，耳聪目明之态亦将重现。又因目为肝窍，肝主藏血，故以白芍敛阴和血柔肝，既防肝阳上亢，又能滋养肝血以濡养双目。值得一提的是，方中的蔓荆子，味辛、苦，性微寒，具有疏散风热、清利头目之显著功效。正如《珍珠囊》所记载，其能有效治疗太阳头痛，改善头沉昏闷之感，驱散昏暗，疏散风邪，凉润诸经之血，缓解目痛。此外，葛根富含黄酮类物质，尤其是葛根素，现代药理研究表明其具有温和的降压作用及显著改善脑供血的能力，为益气聪明汤治疗头晕提供了现代科学依据，多方面协同作用，使头晕症状得以有效缓解与消除。

医案九

冯某，女，43岁。

主诉：反复头晕半年余。

现病史：患者于半年前无明显诱因出现头晕，呈天旋地转样，伴少许恶心，光或声响可诱发，耳鸣，无呕吐、视物模糊、四肢乏力等症，纳可，寐一般，二便调。

既往史：无特殊。

刻下症：头晕，呈天旋地转样，伴少许恶心，耳鸣，光或声响可诱发。血压130/80mmHg。视力视野正常，无闪光、亮点等，无视野缺损，听力正常，头皮感觉无异常。舌暗有瘀斑，苔腻，脉弦涩。

西医诊断：梅尼埃病。

中医诊断：头晕（瘀阻清窍）。

处方：通窍活血汤加减。

桃仁10g，红花10g，赤芍10g，川芎10g，白芷25g，生姜3片，大枣5枚，葱白3段，黄酒3两。

7剂，水煎服，每日1剂。

患者服药后头晕耳鸣减轻，守方继服14剂，头晕明显改善。

按语：瘀血引发的头晕在中医辨证中有其独特要点。患者常呈现面色黧黑且晦暗无光，唇甲青紫，肌肤如鳞甲状粗糙不润，这些均为瘀血内停、气血不畅于体表的显著表征。女性患者多伴有月经异常，常见月经周期延后，月经量少且色暗有瘀块，或月经量虽多但瘀块频现，此乃瘀血阻滞胞宫冲任，血行失序之象。其脉象细涩，犹如水流艰涩于狭窄河道，反映体内血行瘀滞不畅；舌面上可见瘀点，仿若瘀血留驻的痕迹，亦有部分患者存在头颅外伤史，外伤致使血络受损，瘀血内生，进而导致头晕发作。

从中医理论剖析，老年人随着岁月推移，脏腑气血渐趋衰弱，犹如动力不足的泵机，血脉运行愈发滞缓，瘀血随之逐渐形成并阻滞于头面区域。头面为人体阳气汇聚之处，清窍需气血的滋养方能维持正常功能，一旦瘀血作祟，清窍失于濡润，脑海因气血灌注不足而失养，头晕便频繁来袭。通窍活血汤是治疗此类瘀血头晕的良方。其治法核心在于养血活血与逐瘀通络双管齐下，旨在清除瘀血积滞，焕发新血生机。方中川芎堪称点睛之笔，其药性独特，上行可直达头目，如灵动的使者疏通头部气血瘀塞，下行能深入髓海，调节整体气血运行的节律。桃仁与红花强强联手，二者活血化瘀通络之力如破竹之势，有效破除瘀血凝结的阻滞。老葱、生姜与黄酒携手合作，共展通络奇功，为气血畅行开辟道路。因麝香价昂且难觅，常以白芷取而代之，白芷亦具芳香通窍之妙，再佐以大枣调和诸药的芳香峻烈之性，使方剂在大力活血化瘀、通络止痛之际，不伤正气根基。诸药协同作战，精准针对瘀血这一病根，使瘀血渐消，新血渐生，头面诸窍重获气血的精心滋养，头晕头痛等症自除。

第三章 中风

中风，又称脑卒中，居中医风、痨、臌、膈四大难症之首，发病率、致残率与致死率颇高，对人类健康构成了严重威胁。在中国，每年新发中风患者及患病、死亡人数众多，给社会和家庭带来了沉重的负担。

中风病在中医古籍中早有记载，其名称多样，如"中风""卒中""偏枯"等。中风病的外风致病思想最早可追溯到《内经》，其认为中风病与正气不足、外受风邪有关。在唐宋以前，中风病以"外风"病因学说为主，多从"内虚邪中"立论，以《内经》和《金匮要略》为理论依据。及至唐宋时期，中风病因学说的认识开始转变，从外风学说转向内风学说。这一时期，医家们开始重视"风""火""痰""瘀""虚"五大病机，并逐渐形成了中风以虚为本，风、火、痰、瘀、毒众邪为害的病机认识。金元时期，中风病因学说开始突出以"内风"立论。叶天士秉承缪希雍"内虚暗风"之说，创"肝阳偏亢，阳化内风"理论，明确提出中风病"内风"学说。晚清及近代，受西医学影响，一些医家师承前哲，倡导"内风脑病"说，实为近代医家对中风一病之重大贡献。张伯龙、张山雷、张锡纯"三张"参以西说，中西汇通，创"内风脑病"学说，即肝阳化风，夹气血上逆，直冲犯脑。

杨楠教授在临床实践中，将五大病机与西医学相结合，运用中医、中西医结合诊治脑血管疾病、神经重症及其他神经内科疾病。她尤其强调辨证施治，根据患者的具体症状和体质，采取个性化的治疗方案。杨楠教授临床除注重"风""火""痰""瘀""虚"五大病机外，常结合络病理论治疗脑血管病。

络脉在中医理论中是经脉的分支，纵横交错，网络周身，无处不至。络脉包括别络、浮络、孙络三类，具有沟通表里经脉，统率浮络、孙络，灌渗气血以濡养全身的作用。络脉作为气血调节营养之处，具有贯通营卫等多种生理功能，是内外沟通的桥梁，需盈满自由。现代研究表明，络病理论在心脑血管病、周围血管病等重大疾病中具有重要的应用价值。络病理论的核心内容——营卫理论，揭示了脉络病变在病理、传变、治疗等不同阶段的内在规律。

杨楠教授认为，内外因可导致络脉瘀滞或虚亏，形成"络病"，且为疾病传变的关键。在脑血管病的治疗中，杨楠教授结合络病理论，强调络脉的通畅对疾病的预防和治疗至关重要。基于络病理论，杨楠教授自创化瘀通络汤，应用于脑血管病的治疗，并取得了显著的疗效。化瘀通络汤的核心思想在于调和气血，疏通经络，以恢复络脉的正常功能。

除运用中药疗法治疗中风外，杨楠教授还注重中西医结合、早期康复治疗脑卒中。中山市中医院神经内科·康复科在全国首创中西医结合卒中单元，这一创新模式在卒中治疗领域具有里程碑意义。杨楠教授领导的中西医结合卒中单元，融合了中医和西医的优势，为卒中患者提供了早期全方位的治疗和康复服务，贯彻"早预防、早诊断、早治疗、早康复"的"四早"原则，打造了"7天×24小时"畅通无阻的卒中绿色通道，为卒中患者提供了新型、安全、快速和有效的治疗，卒中单元融合了急诊科、神经内科、神经外科、神经介入科、康复科、重症科、影像科等多个科室，实现了急诊的动脉溶栓、静脉溶栓、脑血管支架植入等介入技术的应用，并在术后早期开展综合的中西医康复治疗，目前已建设成为国内具有影响力的综合性卒中中心，为中风患者提供了急救、治疗、早期康复、预防的全程优质服务，不仅提升了医院的卒中救治能力，还对周边地区乃至全国的卒中治疗产生了积极影响。

在此基础上，杨楠教授提出了"中风病防治康一体化模式"，包括预防、治疗、康复的中风病全程管理，形成了社区、镇区到市级医院的完整链条，并明确了各层级的功能和责任，通过"防治康"信息管理平台，实现了患者的双向转诊、诊疗管理、健康评估、追踪随访等全流程跟踪管理。在药物治疗的同时，根据患者体质，综合化运用中医特色疗法，旨在为每位中风病患者制定个体化的康复治疗方案，改善患者的生活质量。

在"防治康"一体化模式的建设实践中，杨楠教授高度重视"上医治未病"的理论思想，将《内经》中未病先防、既病防变、瘥后防复的核心思想融入医疗实践中，提出了"早期康复、寓防于康、治康结合、瘥后防复"的治疗理念。这一理念不仅强调了预防的重要性，也强调了治疗和康复的连续性，体现了中医整体观念和辨证施治的原则。

杨楠教授认为，中风病与痰湿、血瘀、阴虚等偏颇体质关系密切，遇外风而成病。根据各体质的特点，对中风"高危人群"制定了相应的养生原则，并从情志、饮食、起居、运动、自我保健等各个方面做出相应指导。①情志调养是中医养生的重要组成部分，中医认为情志不畅是导致疾病的重要原因之一。杨楠教授强调，中风高危人群，应保持心态平和，积极乐观地生活与工作。②饮食是中医养生的另一大基石。杨楠教授提出，对于痰湿体质的人群来说，饮食应以健脾利湿为主，要清淡，少食肥肉及甜、黏、油腻食物。血瘀体质的人，可多食核桃、黑豆、海带、紫菜、萝卜、胡萝卜、山楂粥、醋、绿茶等具有活血、散结、行气、疏肝解郁作用的食物。阴虚体质的人应选择能滋阴降火的食物，如梨、芝麻、蜂蜜等。③中医养生强调起居有常，顺应自然界晨昏昼夜和春夏秋冬的变化规律，并持之以恒。杨楠教授建议，应根据四季变化调整作息，春季、夏季宜晚睡早起，秋季宜早睡早起，冬季宜早睡晚起。④运动是保持健康的重要方式。杨楠教授提倡多做促进血液循环的运动，如搓后腰的腰眼（肾俞）、脚心、泡脚等。此外，适当的体育锻炼也有助于提高身体素质，预防疾病。⑤自我保健包括自我穴位按压、刮痧、拔罐、艾灸等方法。杨楠教授指出，这些方法可以活血、舒筋、通络、解郁、散邪、行气，对于中风高危人群的自我保健具有重要意义。此外，也可以根据体质辨识按时节给予中药膏方来改善"高风险"患者的体质，更全面地预防中风事件的发生。

对于已患病人群，除了中医内治法之外，杨楠教授也重视中医外治法在中风治疗中的应用。杨楠教授认为，中医外治法与内治法在治疗原则上是相通的，只是给药途径不同。《理瀹骈文》云："外治之理即内治之理，外治之药即内治之药，所异者法耳。"这表明外治法与内治法在治疗原则上是一致的，只是应用的具体手段不同。外治法使药物直接作用于皮肤和黏膜，通过局部吸收，从而达到治疗目的。中医外治法种类繁多，包括针灸、推拿、拔罐、穴位贴敷等。这些方法可以直接作用于体表，通过刺激特定的穴位或其他部位，达到调整机体功能、促进气血运行的效果。例如，针灸可以通过刺激穴位，调节经络气血，改善中风患者的症状；推拿则通过手法作用于肌肉和穴位，促进血液循环，缓解肌肉紧张和疼痛。

医案一

陈某，女，66岁。

主诉：右侧肢体活动不利20余天。

现病史：患者20余天前无明显诱因出现右侧肢体活动不利，具体表现为右侧肢体力量减退，行动不便，但并未伴随明显的麻木感或运动功能障碍，无语言不利，表达无障碍，无口角流涎，舌强言謇，无手足拘挛、关节酸痛等症，纳眠差，小便调。

既往史：脑梗死病史1年余，高血压病史数年，血压最高时166/99mmHg，余无特殊。

刻下症：舌暗淡，苔薄白，脉沉细缓。查体示右侧肌力4级，肌张力下降。CT提示左侧侧脑室旁低密度影，考虑脑梗死。磁共振（MR）示左侧基底节区腔隙性脑梗死，多发脑白质变性，脑萎缩，脑动脉硬化及多发轻中度狭窄。

西医诊断：脑梗死。

中医诊断：中风——中经络（气虚血瘀）。

处方：补阳还五汤加减。

黄芪30g，川芎10g，丹参10g，天麻10g，地龙10g，当归10g，红花10g，葛根10g，川牛膝10g。

7剂，水煎服，每日1剂。

西药：阿司匹林肠溶片100mg（口服，每日1次）、氯吡格雷片75mg（口服，每日1次）、阿托伐他汀钙片20mg（口服，每晚1次）、苯磺酸氨氯地平胶囊（口服，每日1次）。

2周后患者复诊，诉右侧肢体较前灵活有力，继服原方7剂。嘱患者可长期服用。

按语：王清任在《医林改错》中提出的中风病治疗理念，强调了元气亏耗与经络空疏之间的关系，并指出元气虚馁是导致气血留滞成瘀的关键因素。基于此，他创立了补阳还五汤，该方剂的功效为补气行血、逐瘀通经，成为治疗中风后遗症的经典方剂。补阳还五汤的方剂组成精妙，以黄芪和当归尾为君药，黄芪补气以助血行，当归尾活血而不伤正，二者相辅相成。川芎、红花辅助当归尾活血化瘀，地龙则负责通行经络、游走周身，作为佐使药。全方诸药相协，共奏补气活血、祛瘀通络之效，使气血畅行，经络通利，从而缓解中风诸症。

杨楠教授在使用补阳还五汤时，严格遵守王清任的立方宗旨。在中风病的初发期，常加入防风以增强疗效；若患者曾用寒凉药物，则加附子以温阳散寒；若患者曾用辛散药，则加人参以补气。在病情稳定后，杨楠教授仍嘱咐患者常服该方以预防复发，这体现了中医"治未病"的思想，即在疾病未发生或初起阶段就进行干预，避免疾病进一步发展。

补阳还五汤的现代应用表明，该方剂不仅适用于中风后遗症的治疗，还可以根据患者的具体症状进行加减，以适应不同情况的治疗需要。例如，在中风病恢复期和后遗症期，多以气虚血瘀为基本病机，补阳还五汤亦常用于这一阶段的治疗。气虚明显者，可加入党参、太子参以益气通络；言语不利者，可加入远志、石菖蒲、郁金以祛痰利窍；心悸、喘息者，可加入桂枝、炙甘草以温经通阳；肢体麻木者，可加入木瓜、伸筋草、防己以舒筋活络。补阳还五汤的疗效评定显示，该方剂在治疗缺血性中风方面具有较高的有效率，能够显著改善患者的症状和生活质量。这进一步证实了王清任关于中风病"气虚血瘀"理论的正确性，以及补阳还五汤在治疗中风病中的重要作用。

综上所述，王清任的补阳还五汤及其治疗理念，不仅在历史上有重要地位，而且在现代医学实践中仍具有重要的临床价值。杨楠教授对这一经典方剂的严格应用和创新发展，为中风病的治疗提供了宝贵的经验和参考。

医案二

赵某，男，68岁。

主诉：左侧肢体乏力1个多月。

现病史：左侧肢体乏力1个多月，主要表现为活动受限，但仍可自行站立及行走，少许头晕，无发热、头痛等其他伴随症状，住院诊断为"脑梗死、高血压、痛风"，现仍有少许肢体乏力，纳眠较差，小便可，大便质黏。

既往史：脑梗死、高血压、痛风。

刻下症：有少许肢体乏力。查体示左侧鼻唇沟变浅，口角向右歪，左侧肢体肌力4级。血压135/86mmHg。双下肢可见多发痛风石。舌暗红，苔黄腻，脉弦滑。MR示右侧脑桥外侧亚急性梗死，多发性腔隙性脑梗死，脑白质变性，脑萎缩。颈动脉彩超提示双侧颈动脉内中膜增厚，未见明显狭窄。

西医诊断：脑梗死，高血压，痛风。

中医诊断：中风——中经络（痰瘀阻络）。

处方：温胆汤合桂枝茯苓丸加减。

法半夏10g，竹茹10g，蒸枳实15g，蒸陈皮10g，甘草5g，茯苓15g，生姜10g，桂枝10g，牡丹皮10g，炒桃仁10g，赤芍15g，黄连5g。

7剂，水煎服，每日1剂。

患者服药后左侧肢体乏力好转，自诉行走较前有力，头晕较前明显改善，大便无黏感。

按语：历代医家对中风病的病因病机论述颇多，其中朱丹溪首提从"痰"论治中风病，主张痰湿生热。《金匮钩玄》云"半身不遂，大率多痰，在左属死血、无血，在右属痰、有热、气虚"。这一理论强调了痰湿在中风病发展中的重要性，为后世医家提供了新的治疗思路。

杨楠教授在临床接诊中风患者时，对于舌苔白腻或黄腻的患者，即从痰论治，常以温胆汤加味治疗。温胆汤源于南北朝时期姚僧垣的《集验方》，后经唐代孙思邈的《备急千金要方》收录，宋代陈无择的《三因极一病证方论》也收录了温胆汤，并对原方进行了调整。原方主治"大病后，虚烦不得眠，此胆寒故也"，经陈无择调整后主治"心胆虚怯"，病机为"气郁生涎，涎与气搏"。

在中风病中，人体气血逆乱，脏腑功能失调，脾胃失和往往是重要环节。脾胃失运，则水湿内停，聚而成痰。痰浊内生，可随气上逆，阻滞经络，蒙蔽清窍，从而加重中风病情。温胆汤中半夏燥湿化痰，降逆和胃；竹茹清热化痰，除烦止呕，二者相伍，一温一凉，化痰清热之力相得益彰。橘皮理气行滞，燥湿化痰；枳实破气消积，化痰除痞。二者合用可助脾胃气机运转，气顺则痰消。茯苓健脾渗湿，使湿无所聚，则痰无由生。炙甘草调和诸药。生姜温胃散寒，和胃止呕，虽用量有所调整，但仍在方中起到重要的协同作用。

温胆汤通过调理脾胃气机，使脾胃功能恢复正常，杜绝痰浊之源，其深远意义在于恢复机体的内在平衡和促进健康。在中医理论中，脾胃是后天之本，是气血生化的源泉，脾胃功能的健旺对维持人体生命活动至关重要。若脾胃功能失常，不能正常运化水湿，便会导致水湿内停，聚而成痰，痰浊内生，随气上逆，阻滞经络，蒙蔽清窍，从而加重中风病情。

《金匮要略》云："妇人宿有癥病，经断未及三月，而得漏下不止……桂枝茯苓丸主之。"《金匮要略方义》指出桂枝茯苓汤是化瘀消癥缓剂，方中桃仁、牡丹皮活血化瘀，配等量白芍养血和血，桂枝温通助桃仁调和气血，茯苓淡渗利湿。本方制成蜜丸从小量用起，有下癥不伤胎之意。本方功效显著，能祛瘀浊、生新血，组方配伍巧妙，药物功专，泻中有补，寒温相适，是活血化瘀的佳方。杨楠教授认为此方名为桂枝茯苓丸，就是要指出其对血分和水分同时具有调节作用，故对于痰瘀阻滞型脑血管病常用温胆汤与桂枝茯苓丸合方，疗效显著。

医案三

汤某，男，63岁。

主诉：右侧肢体活动不利1年。

现病史：中风后遗留右侧肢体活动不利1年，患者肢体麻痹不适，常有面红伴头痛头晕，无恶心呕吐，无腹胀腹泻，睡眠差，二便可。

既往史：高血压。

刻下症：右侧肢体麻痹不适，活动不利，常有面红伴头痛头晕。查体示右侧肢体活动不利，舌质红，苔白稍腻，脉弦大有力。

西医诊断：脑梗死，高血压。

中医诊断：中风——中经络（阴虚风动）。

处方：镇肝熄风汤加减。

煅赭石10g（先煎），牡蛎10g（先煎），龟板10g，石决明10g，白芍10g，天冬15g，夏枯草15g，菊花10g，浙贝母10g，钩藤15g，牛膝10g，生地黄15g。

7剂，水煎服，每日1剂。

按语：镇肝熄风汤出自张锡纯的《医学衷中参西录》，在中医治疗中风领域具有非凡的意义。张锡纯基于"中风非外风论"理论创制此方，认为中风是由肝肾阴亏引发的，肝阳上亢导致气血逆乱。该方主治的症状多样，包括脉弦长有力，头目眩晕，疼痛发热，目胀耳鸣，心中烦热，噫气，肢体不利，口角歪斜，面色如醉，甚至眩晕颠仆，昏不知人等。这些症状反映了中风病的复杂性和多样性，镇肝熄风汤的适用范围广泛，能够针对不同症状进行治疗。

镇肝熄风汤的方药组成包括怀牛膝、生赭石、生龙骨、生牡蛎、生龟板、生杭芍、玄参、天冬、川楝子、生麦芽、茵陈、甘草。这些药物的配伍，旨在镇肝息风、滋阴潜阳，以达到治疗中风的目的。方中怀牛膝归肝肾经，入血分，性善下行，故重用以引血下行，并有补益肝肾之效，为君药。代赭石之质重沉降，镇肝降逆，合牛膝以引气血下行，急治其标；龙骨、牡蛎、龟板、白芍益阴潜阳，镇肝息风，共为臣药。玄参、天冬下走肾经，滋阴清热，合龟板、白芍滋水以涵木，滋阴以柔肝。茵陈、川楝子、生麦芽清泄肝热，疏肝理气，以遂其性。

镇肝熄风汤在临床应用中，还有相应的加减法，以适应不同患者的具体病情。如心中热甚加生石膏，痰多加胆南星，尺脉虚加熟地黄与山茱萸，大便不实去龟板和赭石并加赤石脂。这些加减法体现了中医治疗的灵活性和个性化，能够根据患者的具体症状和体质进行调整，以达到最佳的治疗效果。

此证常因年高肾亏、房事劳倦、七情内伤、饮食失调等综合因素所致，也可因温病邪入上焦、阴血耗竭而发病，总体为阴虚阳亢、肝阳上亢、肝风内动之内中风证。镇肝熄风汤以其独特的滋潜镇降之法，滋养肝肾之阴，平肝潜阳，镇摄降逆气血，调节阴阳平衡，为中风治疗开辟新径，在中医中风治疗史上占据极为重要的地位，对后世医家治疗相关病证有深远的借鉴与指导意义。杨楠教授临床诊治中风，辨证属于阴虚阳亢化风者，皆以镇肝熄风汤化裁，疗效显著。

医案四

何某，男，68岁。

主诉：右侧肢体乏力3年余。

现病史：右侧肢体乏力3年余，肢体麻木不仁，僵硬，伴有反应迟钝、表情呆滞，无恶心呕吐，无腹胀腹泻，睡眠差，二便可。

既往史：高血压。

刻下症：右侧肢体乏力，右侧肌力5级，肌张力高，步态正常，舌暗紫，苔白腻，脉沉涩。辅助检查暂无。

西医诊断：脑梗死后遗症，高血压。

中医诊断：中风——中经络（瘀血阻络）。

处方：化瘀通络汤加味。

毛冬青30g，牛大力30g，牛膝15g，当归10g，川芎10g，地龙10g，水蛭5g，僵蚕10g，蜈蚣3g，胆南星10g，徐长卿30g，桑枝10g，茵陈20g。

7剂，水煎服，每日1剂。

按语：杨楠教授依据络病学说中脑梗死发病"易瘀易滞、易入难出、易积成形"的特点，选用化瘀通络汤进行治疗。这一治疗策略深刻体现了中医对中风病机的理解和治疗原则的应用。

化瘀通络汤以岭南草药毛冬青为君药，其能活血化瘀通络、清热解毒。毛冬青味微苦、甘，性平，无毒，可用于治疗风热感冒、肺热喘咳、喉头水肿、扁桃体炎、痢疾、冠心病、脑血管意外所致的偏瘫等多种病证。毛冬青的芳香特性，契合叶天士芳香通络的理念，《新编中医学概要》中记载其能有效治疗多种病证导致的偏瘫等症状。当归、川芎等行气活血之品充当臣药，助力毛冬青化解络中瘀血，这些药物具有补血活血、调经止痛、防治心血管疾病等功效。当归能补血调经，活血止痛；川芎被誉为"血中之气药"，能活血行气，疏风止痛。佐药选用地龙、水蛭、蜈蚣等虫类药，借助虫类灵动迅速的特性，可祛除沉积于气血中的邪气，消除瘀滞以畅通血脉。地龙，即蚯蚓，具有清热、平肝、定喘、通络的功效，可用于治疗高热惊风、壮热惊痫、动风抽搐等症状。水蛭和蜈蚣同样具有活血化瘀、通经活络的作用，能够深入经络，消除瘀血。

化瘀通络汤以络病治法为依据，着重运用虫类药，涵盖辛味通络、虫药通络、藤药通络、荣养络脉等治法。同时结合岭南地域特点用药，既继承了中医学的方证经验，又做到了灵活变通。最终达成化瘀血生新血、化瘀血生新络、化瘀血生新物的功效，有效促进血管再生、抗血栓效应和抗血小板效应，改善血液流变、改善血流动力学、改善微循环。

医案五

岳某，男，74岁。

主诉：右侧肢体乏力2周。

现病史：患者2周前晨起时发现右侧肢体乏力、偏瘫，伴失语，表情呆板，小便失禁。

既往史：高血压、糖尿病、下肢动脉闭塞。

刻下症：右侧肢体偏瘫，不能言语，留置胃管。查体示失语，右侧肌力0级，肌张力稍高，舌暗紫，苔白腻，脉沉涩。MR示左侧基底节、额顶颞枕叶多发急性脑梗死，左侧颈内动脉闭塞。

西医诊断：脑梗死，高血压，2型糖尿病，双侧下肢动脉闭塞。

中医诊断：中风——中经络（表虚寒凝气滞）。

处方：续命汤加减。

麻黄10g，桂枝10g，当归10g，党参10g，生石膏10g（包煎），干姜10g，甘草10g，苦杏仁5g，川芎5g。

7剂，水煎服，每日1剂。

患者服药1周后，右侧肢体可以在床面平移，可发单音并遵嘱简单动作，表情较前生动，小便较前自控。予原方续服1周后，患者脱离卧床状态，可维持轮椅平衡，可在家属扶持下站立，仍不能行走，可表达简单词句，大部分语句可理解，小便不再失禁。

按语：续命汤的来源历史悠久，其最早见于东汉张仲景所著的《金匮要略》，《金匮要略·中风历节病脉证并治》中记载的续命汤可用于治疗"中风痱，身体不能自收，口不能言，冒昧不知痛处，或拘急不得转侧"等症状，方由麻黄、桂枝、当归、人参、石膏、干姜、甘草各三两，川芎一两，杏仁四十枚组成。

东晋医家陈延之所著《小品方》中首次出现了"小续命汤"方剂名，并提出了"诸风服之皆验"，证实了该方治疗中风效果显著，使用颇为广泛，在当时被称为"诸汤之最要"。该书卷第二，治中风瘛瘲不随痛肿诸方中记载："小续命汤，治卒中风欲死，身体缓急，口目不正，舌强不能语，奄奄忽忽，神情闷乱，诸风服之皆验，不令人虚方。"

续命汤在唐宋以前是治疗中风的主要方药，但随着中风"内风学说"的兴起，续命汤类方渐渐失去了其在中风治疗中的地位。然而，近年来，随着现代中医学对古代经典的重视与研究，以及近现代各医家运用《古今录验》续命汤在自身临床实践中取得良好的疗效，重新审视、重新挖掘其临床价值，明确扩大了其临床治疗范围，使《古今录验》续命汤再次得到关注。

古今续命汤的方剂组成及常用剂量体现了中医治疗中风失语的综合调理思想。方中麻黄、桂枝、杏仁、干姜、甘草、人参、石膏、当归、川芎等药物，共同作用于祛风散寒除湿、温阳振奋阳气、破瘀坚积聚、疏通血脉筋骨。这些药物的配伍，旨在通过调和人体的阴阳气血，达到治疗中风失语的目的。

古今续命汤的治疗机制在于其能够针对中风失语的不同病机进行综合调理。中风后失语多由脑部血液循环障碍导致的语言功能受损，古今续命汤通过活血化瘀、通络开窍的作用，改善脑部血液循环，促进语言功能的恢复。方中的川芎、当归等药物，具有活血通脉、除寒热的功效，对中风后失语患者的语言功能恢复具有重要作用。在临床上，古今续命汤根据患者的不同表现，结合方证、药证来选用。针灸治疗中风后失语疗效显著，除体针针刺外，头皮针、舌针、针药结合、物理疗法等皆为常见治疗方法。古今续命汤与针灸等治疗方法相结合，能够进一步提高中风失语的治疗效果。

现代研究表明，针灸已被证明对改善重复、口头、阅读、理解和写作能力的言语功能有有益的作用。这为古今续命汤在现代治疗中风失语中的应用提供了科学依据。同时，中医理论的发展特点及其思想文化基础研究也表明，中医治疗注重个体化的治疗，强调"因人而异"，因此也被称为"个体化医学"。古今续命汤的临床应用，正是这种个体化治疗思想的体现。

医案六

李某，女，54岁。

主诉：言语不利、右侧肢体乏力4天。

现病史：患者4天前无明显诱因出现言语不利、右侧肢体乏力，伴面红、语声重浊、呼吸稍促，自诉有头昏沉、胸闷、腹部胀满感，喉间有痰，咳痰困难，呼吸间可闻及酸腐气味，口干，口苦，口渴，每到下午开始发热，体温最高达39℃，汗多，汗出如油，眠多，小便短赤，大便6日未排。

既往史：高血压、2型糖尿病、脂肪肝、中风。

刻下症：右侧肢体乏力，言语不利，喉间黄白黏痰，难咯出。查体示高级智能减退，构音障碍，软腭上抬乏力，咽反射消失，右侧肌力2级，腹部稍硬结，舌淡，苔白腻，脉滑沉有力。MR示延髓左背侧及左侧小脑半球亚急性脑梗死，脑内多发软化灶，脑动脉硬化伴多发狭窄。

西医诊断：脑梗死，高血压，卒中相关性肺炎，2型糖尿病，脂肪肝病史，脑梗死后遗症期。

中医诊断：中风——中经络（少阳阳明合病）。

处方：大柴胡汤加味。

柴胡30g，黄芩10g，清半夏10g，熟大黄5g，赤芍15g，枳实15g，茯苓15g，桃仁15g，牡丹皮10g，生姜15g，大枣15g。

3剂，水煎服，每日1剂。

患者服药后言语较前清晰，面红消退，无气促，痰量较前减少，头晕、胸闷、腹胀满均大减，无口干、口苦、口渴，服药第1日体温37.8℃，此后未再发热，大便已排。继而以补气、养血、通络调理收尾。

按语：大柴胡汤出自《伤寒杂病论》，本用于治疗"呕不止，心下急，郁郁微烦""热结在里，复往来寒热""发热，汗出不解，心下痞硬，呕吐而下利""按之心下满痛"等症，其主治症状集中于肝胆、胃肠系统病变。通过八纲、六经辨证分析，大柴胡汤主治包含小柴胡汤主治之半表半里部症状，即表现为"胸胁苦满"的少阳病，方中含大黄、枳实等寒性攻下药物，亦可同时治疗里热实证，即阳明病。大柴胡汤证临床以"胸胁苦满""心下满痛"为辨证关键，临证结合脉有力、舌无明显寒象，即可诊断为少阳阳明合病。大柴胡汤临床被广泛用于治疗各科疾病，疗效突出。

大柴胡汤系小柴胡汤去人参、甘草，加大黄、枳实、芍药而成，亦是小柴胡汤与小承气汤两方加减合成，是和解为主与泻下并用的方剂。小柴胡汤为治伤寒少阳病的主方，因兼阳明腑实，故去补益胃气之人参、甘草，加大黄、枳实、芍药以治疗阳明热结之证。因此，本方主治少阳阳明合病，仍以少阳为主。症见往来寒热、胸胁苦满，表明病变部位仍未离少阳；呕不止与郁郁微烦，则较小柴胡汤证之心烦喜呕为重，再与心下痞硬或满痛、便秘或下利、舌苔黄、脉弦数有力等合参，说明病邪已进入阳明，有化热成实的热结之象。

在治法上，病在少阳，本当禁用下法，但与阳明腑实并见的情况下，就必须表里兼顾。《医方集解》云："少阳固不可下，然兼阳明腑证则当下。"方中重用柴胡为君药，配臣药黄芩和解清热，以除少阳之邪；轻用大黄配枳实以内泻阳明热结，行气消痞，亦为臣药。芍药柔肝缓急止痛，与大黄相配可治腹中实痛，与枳实相伍可以理气和血，以除心下满痛；半夏和胃降逆，配伍大量生姜，以治呕逆不止，共为佐药。大枣与生姜相配，能和营卫而行津液，并调和脾胃，功兼佐使。

总之，本方既不悖于少阳禁下的原则，又可和解少阳，内泻热结，使少阳与阳明合病得以双解，可谓一举两得。《医宗金鉴·删补名医方论》言："斯方也，柴胡得生姜之倍，解半表之功捷，枳、芍得大黄之少，攻半里之效徐，虽云下之，亦下中之和剂也。"然较小柴胡汤专于和解少阳一经者力量为大，名曰大柴胡汤。

中风多由肝风内动、痰火上扰、瘀血阻塞等引起。大柴胡汤通过疏肝解郁、泻热通腑的作用，能够调和肝胃，清热通腑，从而改善中风后便秘等症状，提高患者的生活质量。此外，大柴胡汤还能调和气血，疏通经络，对于中风引起的肢体不遂、语言不利等症状有一定的改善作用。

在临床上，应当关注患者的基础体质，若患者面红、形体壮实或肥胖、颈部短粗、腹部偏大，加之患者腹满、心下痞、口苦，往往为大柴胡证，屡试不爽。另外，有现代研究表明，大柴胡汤在治疗重症脑卒中患者胃肠功能障碍方面显示出良好的疗效，能够提高治疗有效率，缩短排便时间。因此，大柴胡汤被广泛用于治疗中风后便秘（少阳阳明合病）。

医案七

王某，女，74岁。

主诉：四肢乏力半年。

现病史：患者于半年前出现四肢乏力，以右侧肢体为主，伴反应迟钝、步态不稳，自觉四肢冰凉、麻木，口干，时有心悸，小便色黄，大便可。

既往史：高血压、2型糖尿病、糖尿病性周围血管病、糖尿病性周围神经病。

刻下症：精神疲倦，双目乏神，四肢乏力，以右侧肢体为主，伴反应迟钝、步态不稳。查体示高级智能减退，右侧肢体轻瘫试验阳性，四肢腱反射消失，四肢痛触觉减弱，右侧巴宾斯基征阳性。舌红，苔白腻，脉滑。MR示左侧基底节急性腔隙性脑梗死，颅内多发腔隙灶及微出血，多发脑动脉狭窄，其中右侧大脑前动脉重度狭窄。

西医诊断：急性脑梗死，高血压，脑小血管病，2型糖尿病，糖尿病性周围血管病，糖尿病性周围神经病。

中医诊断：中风——中经络（厥阴病）。

处方：当归四逆汤加味。

当归30g，桂枝20g，芍药20g，细辛10g，甘草10g，大枣10g，川芎15g，通草10g，独活10g，鸡血藤10g，宽筋藤10g，地龙10g。

7剂，水煎服，每日1剂。

患者服用7剂后精神状态改善，行走较前明显稳健，冰冷及麻木感均缓解，效不更方，原方继服以巩固疗效。

按语：卒中，也称卒厥，属厥逆病。脉沉为厥，细则血虚寒涩，不能温行，则阴阳不交。阳虚血亏，邪气因入，经脉凝涩，而生偏枯。《诸病源候论》云："风偏枯者，由血气偏虚，则腠理开，受于风湿，风湿客于半身，在分腠之间，使血气凝涩，不能润养。久不瘥，真气去，邪气独留，则成偏枯。"故以当归四逆汤养血温阳，通利经脉，扶正祛邪，经通血行则愈。

《伤寒论》中记载"手足厥寒，脉细欲绝者，当归四逆汤主之"。该方剂由当归、桂枝、芍药、细辛、甘草、通草和大枣7味药物组成，具有温经散寒、养血通脉的功效，主要用于治疗血虚寒厥证。当归四逆汤的配伍特点体现在温阳与散寒并用，养血与通脉兼施，温而不燥，补而不滞。方中当归、芍药养血和血，桂枝、细辛温经散寒，甘草、大枣益气健脾养血，通草通经脉，以畅血行。中风多由肝风内动、痰火上扰、瘀血阻塞等原因引起，当归四逆汤通过养血温经、通脉散寒的作用，能够调和肝胃，清热通腑。现代药理研究表明，当归四逆汤具有抗炎、镇痛、解痉、抗凝血、免疫调节、改善末梢血液循环、提高神经传导速度等药理作用。这些作用为当归四逆汤在治疗中风等现代疾病提供了科学依据。

杨楠教授在临床实践中，严格遵循中医辨证论治的原则，根据中风患者的具体症状和体质，灵活运用当归四逆汤。在治疗过程中，杨楠教授注重观察患者的症状变化，如手足厥寒、脉象细微等，以此作为疗效评估的重要指标。

医案八

方某，女，67岁。

主诉：记忆力下降、步态不稳2个月。

现病史：患者2个月前曾突发右侧肢体乏力，当时在外院诊断为脑梗死，经治疗后症状逐渐恢复，可以自行站立及行走，但患者家属发现其反应迟钝、记忆力下降、注意力不集中、兴趣缺失，遂来我院就诊。

既往史：高血压。

刻下症：反应迟钝，记忆力、计算力、执行力均下降，注意力难以集中，自觉头晕，非昏沉感，无恶心呕吐等，步态不稳，纳差，睡眠时间多，但经常夜间入睡困难，有时情绪难以自控，表现出强哭强笑，甚至偶尔小便难以控制，小便清长，大便稀烂。查体示高级智能减退，双下肢肌力4级。舌红，苔白腻，脉滑。MR示左侧基底节急性腔隙性脑梗死，颅内多发腔隙灶及微出血，多发脑动脉狭窄，其中右侧大脑前动脉为重度狭窄。简易智力状态检查量表（Mini-Mental State Examination，MMSE）18分，蒙特利尔认知评估量表（Montreal Cognitive Assessment，MoCA）12分。

西医诊断：急性恢复期，高血压，卒中后痴呆。

中医诊断：中风——中经络（厥阴病）。

处方：益气聪明汤加味。

黄芪30g，党参20g，白芍15g，炙甘草10g，葛根10g，柴胡10g，升麻5g，黄柏5g，蔓荆子10g，刺蒺藜10g，地龙10g，全蝎5g。

7剂，水煎服，每日1剂。

患者服药后头晕较前明显改善，日间睡眠减少，家属发现其注意力集中情况较前改善。

按语：益气聪明汤源自《东垣试效方》卷五，属于补益剂。方中组成包括黄芪、甘草、人参、升麻、葛根、蔓荆子、芍药、黄柏（酒制，锉，炒黄）。该方的主要功效为益气升阳，聪耳明目，主治脾胃气虚导致的内障、目糊、视物昏花等症状，现多用于治疗老年性白内障、色弱、色盲、听力减退等属于气虚清阳不升者。《灵枢·邪气脏腑病形》云："十二经脉，三百六十五络，其血气皆上于面而走空窍，其精阳气上走于目而为睛，其别气走于耳而为听。"《灵枢·大惑论》云："目者，五脏六腑之精也，营卫魂魄之所常营也，神气之所生也。"所以，头目清窍的灵愚与否与脾胃气的盛衰有密切关系。若因饥饱劳役损伤脾胃，生发之气既弱，其营运之气不能升，且五脏六腑之精无所禀受而不能上注，邪塞空窍，耳目等清灵之官失其聪明。因此，治宜补益脾胃之气，使精阳气上走清窍则能耳聪目明。中风后痴呆多由脾肾亏虚导致脑髓失充、脑府失养，从而引起神明呆滞。益气聪明汤以健脾益肾为主，方中黄芪、党参为君药，补中益气；升麻、葛根、蔓荆子升举清阳，清利头目；黄柏、白芍清热泻火，养血平肝；炙甘草调和诸药，补脾益气。现代药理研究显示，益气聪明汤具有提高脑代谢、增加脑供血量、兴奋大脑皮层的功能。该方能够改善动脉粥样硬化、改善脑供血，对提高记忆力、学习能力有帮助。

医案九

温某，男，40岁。

主诉：头痛、言语不利3个月。

现病史：患者3个月前突发剧烈头痛，呕吐胃内容物，意识模糊，当时在某医院诊断为蛛网膜下腔出血、顶叶出血并破入脑室，当时行介入下颅内动脉瘤加闭术和血肿清除术（具体诊疗措施因病情介绍缺失不详细），后患者病情稳定出院，但仍言语不利，头痛，呈胀痛感，有时足肿，小便黄，小便点滴不尽，排尿后仍时有尿意，大便秘结难排。

西医诊断：脑动脉瘤破裂出血恢复期，卒中后便秘。

中医诊断：中风——中经络（痰热瘀阻，腑气不通）。

处方：抵当汤加减。

熟大黄5g，生大黄5g（后下），桃仁10g，水蛭3g，地龙10g，胆南星10g，炙僵蚕10g，豨莶草15g，石斛15g，生地黄15g，怀牛膝10g，赤芍15g，红花5g。

7剂，水煎服，每日1剂。

二诊：患者服药后大便通畅，头痛、言语不利有所改善，但小便改善不明显。于上方加益智仁10g，路路通10g。

14剂，水煎服，每日1剂。

患者服药后小便较前改善，效不更方，续服14剂。

按语：抵当汤出自《金匮要略》，由大黄、桃仁、水蛭、虻虫组成。《金匮要略·妇人杂病脉证并治》曰："妇人经水不利下，抵当汤主之。亦治男子膀胱满急，有瘀血者。"可用于治疗下焦蓄血证及妇人经水不利。方中水蛭、虻虫直入血络，破血逐瘀；桃仁活血化瘀；大黄泄热导瘀，为攻逐瘀血之峻剂，临床主要用于妇科、膀胱及肾脏瘀血疾病。抵当汤所主病证的病机关键为瘀热，只要辨证准确，可不拘泥于妇科、膀胱及肾脏瘀血疾病，特别是该方中的大黄，原方选用酒大黄，但在临床应用中可活用大黄的各种炮制剂型，以扩大适应证范围。

脑梗死在中医学中属于"中风"范畴，其发病机制主要与气血逆乱、痰火风入腑脏经络有关。抵当汤通过其破血逐瘀、泄热导瘀的作用，能够改善气血逆乱引起的症状，对于脑梗死后的瘀血阻络有很好的疗效。现代药理研究表明，抵当汤具有抑制炎症反应、改善胰岛素抵抗、减轻糖尿病心肌损伤等作用。水蛭具有保护血管内皮细胞的作用，大黄中的有效成分有抑制肾上腺素、组胺诱导的主动脉环血管收缩反应、降低最大收缩力，并具有降脂、抗血小板聚集和黏附的作用。

本案患者中风数月，症状反复，病机以本虚标实为主，实者以热、瘀、痰、风为主，虚者以肝肾亏虚为主。患者就诊时尤以肠腑瘀热突出，故以泄热通腑为治疗大法，方选抵当汤加减。药用水蛭、桃仁、红花、赤芍活血化瘀，熟大黄泄热通腑，地龙、僵蚕、胆南星祛风化痰,少佐怀牛膝补益肝肾。生大黄攻积导滞泻下力强,熟大黄泻下力弱,但活血泻火作用较好,该患者既有肠腑积滞,又有瘀热内结,故生大黄、熟大黄同用。

医案十

曾某,男,64岁。

主诉:吞咽困难、步态不稳、呃逆10日。

现病史:患者10日前出现头晕、恶心呕吐、吞咽困难、步态不稳,外院诊断为延髓梗死,经治疗后患者头晕较前明显改善,未再恶心呕吐,留置胃管,仍不能自行进食,呃逆不止,予甲氧氯普胺肌注后可缓解,但不给药时又复发,眠差,二便可。

既往史:高血压。

刻下症:患者呃逆声较响亮,喉间有痰声,面红,目赤,口角流白稀痰涎,急躁。查体示高级智能减退,双下肢肌力4级。舌红,苔白腻,脉滑。MR示左侧延髓背外侧急性脑梗死,颅内多发腔隙灶,脑白质病变,脑动脉硬化,多发轻度狭窄。

西医诊断:脑梗死,卒中后吞咽功能障碍,高血压。

中医诊断:中风——中经络(肝气犯胃,痰湿郁肺)。

处方:宣痹汤加味。

枇杷叶15g,郁金10g,白通草5g,香豆豉10g,党参10g,生姜10g,法半夏10g,大枣10g,炙甘草10g,射干10g,代赭石30g(先煎),旋覆花10g。

7剂,水煎服,每日1剂。

患者服第3剂药时已不再呃逆,口角流涎大减,二诊时予逍遥散加减,以健脾疏肝调气。

按语:中风作为一种常见的脑血管疾病,其病机复杂多变,但以肝肾阴虚为其根本。阴虚阳亢,肝风夹杂痰火,横窜经络而发中风。正如《临证指南医案》所云"风木过动,中土受戕,不能御其所胜……痰火阻窍,神识不清"。故肝风和痰浊为中风重要的病理基础。肝气横逆犯胃,胃气不降,浊气上逆,则为呃逆。痰湿郁肺,肺失宣通,亦可为呃逆。《临证指南医案》中指出:"肺气郁痹,及阳虚浊阴上逆,亦能为呃。"此正是导致中风的主要原因,同样也是呃逆的病理基础,因此中风之后易发生呃逆。治疗中风后呃逆,需从调和肝胃、化痰湿、宣肺气等方面入手。

　　吴鞠通作为清代著名的温病学家,其在《温病条辨》中提出的宣痹汤,开创了宣肺止呃的先河。其在治疗中风后呃逆方面也具有显著效果,方中重用代赭石,重镇降逆,尤善降上逆之胃气。旋覆花味辛、苦、咸,性微温,归肺、脾、胃、大肠经,能降气化痰,降逆止呃。枇杷叶归肺、胃经,有清肺降逆之功。淡豆豉、郁金、射干轻宣肺痹,白通草调理气机,党参、大枣、甘草益气补中,又可防金石之品伤胃。诸药相合,标本兼顾,共奏平肝降逆、宣肺利膈之功。全方具有辛开、苦降、宣通的特点,属于"苦辛通法"。在本方基础上合用旋覆代赭汤,代赭石作为方中的重镇药物,其苦寒之性能够镇逆胃气,对中风后呃逆有显著的治疗效果。

　　宣痹汤的治疗原理在于轻宣肺痹,通过辛开苦降宣通的方法,恢复肺的宣发肃降功能,通降肺胃之逆,从而达到对呃逆的治疗作用。吴鞠通在宣痹汤条文下提到"上焦清阳䐜郁,亦能致哕,治法故以轻宣肺痹为主",指出了治疗的重点在肺,为临床治疗呃逆提供了新的思路。

医案十一

吴某,男,66岁。

主诉:嗜睡、四肢乏力2日。

现病史:患者2日前无明显诱因出现嗜睡、四肢乏力,右侧肢体乏力更为明显,反应迟钝,表情呆滞,四肢冷,全身覆一层薄汗,低热,小便失禁,大便稀烂。

既往史：高血压、糖尿病。

刻下症：嗜睡，面白，肢体干皱，皮肤温度低，全身覆一层薄汗。查体见四肢肌力4级。舌淡，苔白腻，脉微欲绝。MR示左侧丘脑急性腔隙灶，脑白质病变，脑动脉硬化，多发轻度狭窄。

西医诊断：丘脑梗死，高血压。

中医诊断：中风——中脏腑（阳气暴脱）。

处方：四逆加人参汤加味。

熟附片30g（先煎），干姜15g，炙甘草10g，人参10g，山茱萸30g，黄芪30g，煅龙骨30g（先煎），煅牡蛎30g（先煎），五味子5g。

3剂，水煎服，每日1剂。

患者在首次鼻饲给药后，家属及医护人员观察到其大汗淋漓之象稍有缓解，四肢末端温度较前略有回升，气息亦较前平稳了些。服药2剂后，患者神志清晰，语言表达较前流畅，在重复言语指令提醒下可执行简单指令的肢体活动，饮食少量多次经鼻饲可缓慢摄入，不再发热，二便已能基本自控，病情已得到显著改善，生命体征平稳，脱离生命危险。此时继续以健脾益气、升阳益气为法调护，并配合针灸康复治疗，以进一步促进肢体功能康复及身体状况的恢复。

在经过1周的住院治疗后，患者病情持续稳定好转，四肢肌力较前明显恢复，可缓慢行走，语言功能基本恢复正常，反应仍稍迟钝，生活自理能力部分恢复。出院时，嘱患者坚持口服中药调理，定期复诊，并继续进行康复锻炼，包括肢体功能锻炼、语言训练等，同时要严格控制血压，保持情绪稳定，低盐低脂饮食等。

随访3个月，患者已可借助拐杖自行行走，肢体活动较前灵活许多，生活基本能够自理，未再出现病情反复的情况，整体恢复情况良好，生活质量较发病初期有了极大的提高。

按语：中风脱证属中医危急重症，其病机关键在于元气大亏，阳气暴脱。《素问·生气通天论》云："阳气者，若天与日，失其所，则折寿而不彰。"阳气在人体生命活动中起着至关重要的作用，一旦阳气欲脱，生命便危在旦夕。四逆加人参汤源自《伤寒论》，原为治疗少阴病阳衰阴盛兼气阴两虚之证，其回阳救逆、益气固脱的功效恰契合中风脱证的基本病机。

方中附子味辛、甘，性大热，有毒，归心、肾、脾经，具有回阳救逆、补火助阳、散寒止痛之功，为回阳救逆之要药，在此方中可峻补下焦元阳，驱散阴霾寒邪，以救欲脱之阳气。因其有毒，故用制附子，并先煎以减其毒性。干姜味辛，性热，归脾、胃、肾、心、肺经，能温中散寒，回阳通脉，与附子相伍，可增强回阳之力，正如古人所云"附子无干姜不热"，二者协同，温阳散寒，振奋阳气。炙甘草味甘，性平，归心、肺、脾、胃经，补脾和胃，益气复脉，在此方中既能缓和附子、干姜之峻烈药性，使其药力持久，又可补益中焦脾胃之气，使阳气有生化之源，还能调和诸药。人参味甘、微苦，性微温，归脾、肺、心、肾经，大补元气，复脉固脱，补脾益肺，生津养血，安神益智。加入人参旨在补气固脱，使已脱之元气得以补充维系，防止阳气进一步耗散。

杨楠教授在此基础上进行加味，针对患者大汗、气阴耗伤及神昏、肢体瘫软等具体表现，加入山茱萸、黄芪、煅龙骨、煅牡蛎、五味子。山茱萸味酸、涩，性微温，归肝、肾经，具有补益肝肾、收涩固脱之功。现代药理学研究表明，山茱萸具有增强机体免疫、抗休克等作用，在此处重用山茱萸，取其酸涩收敛之性，可助人参、黄芪等补气药固脱，防止元气进一步外脱。黄芪味甘，性微温，归脾、肺经，为补气之要药，能补气升阳，固表止汗，利水消肿，生津养血，行滞通痹，托毒排脓，敛疮生肌。加入黄芪可增强补气之力，与山茱萸相伍，一补一收，更好地起到固摄元气的作用。煅龙骨、煅牡蛎二者有平肝潜阳、镇惊安神、收敛固涩之效，在方中合用可收敛止汗，固涩滑脱，助山茱萸、黄芪等药增强固脱之力，同时镇摄浮阳，防止阳气外越。五味子味酸、甘，性温，归肺、心、肾经，能收敛固涩，益气生津，补肾宁心。五味子的酸涩之性可协助其他固脱药物收敛元气，同时其益气生津之功又可防大汗后津气耗伤太过，有助于气阴的恢复。从而全方位地对患者的危重证候进行调节救治。

医案十二

黄某，男，73岁。

主诉：右侧肢体乏力、失眠2年。

现病史：患者2年前突发右侧肢体乏力，当时伴有言语不利，生活需要家人协助，发病后精神焦虑、坐立不安、时常叹气，自述患病后总是担心自己会再次中风，害怕以后生活不能自理，拖累家人，情绪波动较大，睡眠不安，食欲差，经治疗后患者生活基本自理，但仍睡眠质量差、言语表达缓慢。

既往史：高血压、糖尿病。

刻下症：患者神情焦虑，眉头紧锁，坐立不安，时常唉声叹气，情绪波动较大，容易发脾气，夜间睡眠质量极差，多梦易醒，醒后难以再次入睡，纳差，同时伴有右侧肢体乏力，活动时需拄拐，右手精细动作完成困难，言语表达较缓慢，但尚可与人正常沟通交流。舌淡红，苔薄白，脉弦细。辅助检查暂无。

西医诊断：脑梗死后遗症，卒中后失眠障碍，高血压，糖尿病。

中医诊断：中风（肝郁心虚）。

处方：甘麦大枣汤加味。

炙甘草15g，小麦30g，大枣10g，柴胡10g，白芍15g，当归10g，茯苓15g，炒酸枣仁30g，柏子仁15g，夜交藤30g，远志10g，郁金10g。

7剂，水煎服，每日1剂。

患者服药1周后前来复诊，自述服药后焦虑情绪稍有缓解，坐立不安的情况有所减轻，夜间睡眠时间较前延长，虽仍多梦，但醒后能较快再次入睡，心情较之前平静，发脾气的次数减少，食欲也稍有改善。右侧肢体活动及言语情况与之前基本相同，未出现明显变化。舌象、脉象同前，考虑方剂起效，继续按原方服用。

经过4周的持续服药，患者焦虑症状基本消失，心态积极乐观，能主动与家人、朋友交流，不再过分担心病情复发，生活自理能力较前有了显著提高，夜间睡眠正常，可睡7~8个小时，右侧肢体活动进一步改善，已可在不拄拐的情况下短距离行走，右手能进行一些简单的日常精细动作，言语表达已接近正常水平。舌淡红，苔薄白，脉和缓有力，表明患者病情已得到明显改善，身体和心理状态都逐渐恢复良好，此时建议患者可逐渐减少服药剂量，改为两日1剂，继续巩固治疗2周后停药，并坚持进行康复锻炼及保持良好的生活习惯。

按语：中风后焦虑属于中医"郁证"范畴，其发病与患者的体质、情志及中风后的身体状况密切相关。患者在经历中风重大疾病打击后，身体气血亏虚，脏腑功能失调，加之对疾病预后的恐惧、生活方式改变等因素影响，容易导致情志不畅，肝郁气滞，进而影响心神，出现焦虑等情绪问题。甘麦大枣汤重在养心安神、和中缓急，针对心神失养这一核心病机进行调理。心为君主之官，主神明，心气充足，心神安宁，则情绪平稳，通过滋养心血、补益心气，使心神得安，焦虑情绪自然得以缓解。同时，在此基础上加入疏肝理气、养血活血、安神助眠等药物进行加味，是从整体出发，兼顾了肝郁、气血不足及心神不安等多个病理环节，全方位地对患者的身体和心理状况进行调节，符合中医整体观念和辨证论治的原则。

本方中炙甘草味甘，性平，归心、肺、脾、胃经，补脾和胃，益气复脉，在此方中起到补益心气的作用，心主神明，心气充足则心神得安，同时可调和诸药，使整个方剂药性平和，发挥更好的协同作用。小麦味甘、咸，性凉，归心经，能养心除烦，对于因心神失养所致的烦躁、焦虑等情绪有舒缓作用，其甘凉之性可泄心经虚热，使心神安宁。大枣味甘，性温，归脾、胃、心经，有补中益气、养血安神之效，既能补养脾胃，使气血生化有源，又可滋养心血，辅助心气，增强养心安神之功，与炙甘草、小麦配合，共同起到养心安神、和中缓急的作用，缓解患者焦虑不安的情绪。柴胡味辛、苦，性微寒，归肝、胆、肺经，具有疏散退热、疏肝解郁、升举阳气之功。患者因情志不畅，肝气郁结，加入柴胡可条达肝气，舒畅气机，使肝郁得解，气顺则诸症自减，为疏肝理气之要药，针对患者情绪波动大、易发脾气等肝郁表现进行调理。白芍味酸、苦，性微寒，归肝、脾经，能养血调经，敛阴止汗，柔肝止痛，平抑肝阳。与柴胡配伍，一散一收，组成经典的"柴胡—白芍"药对，可增强疏肝理气之功，同时白芍的养血柔肝作用有助于缓解肝郁所致的气血不和，对改善患者情绪、睡眠等方面均有益处。当归味甘、辛，性温，归肝、心、脾经，有补血活血、调经止痛、润肠通便之效。患者久病气血耗伤，加入当归可养血补血，使心血充足，心神得养，且其活血之功有利于改善因气血不畅引起的肢体活动不利等中风后遗症，起到一举两得之效。茯苓味甘、淡，性平，归心、肺、脾、肾经，能利水渗湿，健脾，宁心。此处用茯苓可健脾补中，杜绝生痰之源，因脾为生痰之源，肝郁易克脾土，导致脾虚生痰，痰浊上扰心神可加重焦虑、失眠等症状，同时茯苓本身也有宁心安神之功，辅助甘麦大枣汤以更好的安定心神。炒酸枣仁、柏子仁、夜交藤、远志均为常用的安神助眠之品。炒酸枣仁味甘、酸，性平，归肝、胆、心经，能养心补肝，宁心安神，敛汗，生津；柏子仁味甘，性平，归心、肾、大肠经，可养心安神，润肠通便；夜交藤味甘，性平，归心、肝经，能养心安神，祛风通络；远志味辛、苦，性温，归心、肾、肺经，有安神益智、交通心肾、祛痰、消肿之效。这几味药合用旨在增强方剂的安神作用，改善患者睡眠质量，使其夜间能得到充分休息，从而有助于缓解焦虑情绪，促进整体病情的恢复。郁金味辛、苦，性寒，归肝、心、胆经，能活血止痛，行气解郁，清心凉血，利胆退黄。郁金可进一步加强疏肝解郁之力，同时其活血之功对于中风后气血瘀滞的情况也有一定改善作用，可帮助患者疏通经络，恢复肢体功能，且能清心解郁，对因情志不舒所致的心神不安起到调节作用。

　　本则验案体现了经方在治疗中风并发症方面的独特优势。甘麦大枣汤作为经典方剂，历经数千年的临床验证，其疗效确切、组方严谨、用药平和，对于中风后焦虑这类涉及身心多方面问题的病证，经适当加味后能起到良好的治疗作用。

医案十三

黎某，男，64岁。

主诉：左侧肢体乏力2天。

现病史：患者2天前受凉后突然出现左侧肢体活动不利，有麻木感，伴言语謇涩，口角歪斜，头晕目眩，恶心欲呕，痰多而黏，纳差，眠可，大便稍溏，小便正常。

既往史：高血压。

刻下症：血压179/93mmHg，神志清楚，精神欠佳，左侧鼻唇沟变浅，伸舌左偏，左侧肢体肌力3级，肌张力稍增高，左侧巴宾斯基征（＋）。舌淡红，苔白腻，脉弦滑。辅助检查示右侧基底节区脑梗死。

西医诊断：急性脑梗死，高血压。

中医诊断：中风（风痰瘀阻）。

处方：侯氏黑散加味。

菊花30g，白术15g，细辛5g，茯苓20g，牡蛎15g（先煎），桔梗10g，防风10g，人参10g，矾石3g（冲服），黄芩10g，当归10g，干姜6g，川芎10g，桂枝6g，半夏10g，天竺黄10g，地龙10g。

7剂，水煎服，每日1剂。

患者服药7剂后，头晕、恶心症状明显减轻，言语较前清晰，左侧肢体肌力较前有所恢复，可在家人搀扶下缓慢行走，血压降至150/85mmHg。效不更方，原方继续服用14剂后，患者左侧肢体肌力基本恢复至4级，生活可部分自理，口角歪斜、言语謇涩等症状显著改善，苔腻渐化，脉弦滑稍缓。后以原方去半夏、天竺黄，加黄芪30g以益气扶正巩固疗效，继续服用1个月后，患者病情稳定，基本恢复如常，嘱其规律服用降压药，清淡饮食，适当锻炼。

按语：杨楠教授认为侯氏黑散对中风病的急性期、恢复期及后遗症期均有良好的应用效果。在急性期，其能平肝息风、化痰祛湿，迅速控制病情进展，减轻风痰瘀阻之标实症状，同时兼顾扶正，防止正气过度耗损；在恢复期，可根据患者的脏腑虚损情况灵活配伍，如合以滋补肝肾之剂，有助于机体功能的恢复，调整机体阴阳气血平衡；对于后遗症期，与益气活血等方剂合用，能改善肢体经络气血运行，促进肌肉萎缩等情况的改善，提高患者的生活自理能力。这体现了该方在中风病全程治疗中的独特优势，符合中医整体观念和辨证论治的原则。

侯氏黑散由菊花四十分、白术十分、细辛三分、茯苓三分、牡蛎三分、桔梗八分、防风十分、人参三分、矾石三分、黄芩五分、当归三分、干姜三分、川芎三分、桂枝三分组成。方中菊花用量独重，为君药，可平肝息风，清肝明目，清利头目之风邪。白术、茯苓健脾祛湿，以绝生痰之源，因脾为生痰之母，中风患者多有痰湿内蕴之患，此二药可顾护中州，使气血生化有源，为臣药。防风、细辛疏风散邪，协同菊花加强祛除外风之力；人参、干姜、桂枝温中益气，助阳扶正，使正气得充，以御邪气；牡蛎平肝潜阳，软坚散结，可制约肝阳上亢之势；桔梗载药上行，开宣肺气，使药力达于上部，调理全身气机；矾石化痰祛湿，解毒杀虫，有助于祛除体内风痰之邪；黄芩清热泻火，防诸药温燥太过；当归、川芎养血活血，使气血调和，经脉通畅。全方配伍严谨，扶正祛邪兼顾，共奏平肝息风、健脾祛湿、化痰通络之功，契合中风病的复杂病机特点。

临床应用侯氏黑散治疗中风时，需根据患者的具体症状、体征、舌象、脉象等准确辨证，进行灵活的加减化裁。如痰盛者可加半夏、天竺黄、胆南星等药以增强化痰之力；肝肾阴虚明显者可配伍熟地黄、山茱萸、枸杞子等滋补肝肾之品；血瘀重者加桃仁、红花、赤芍等活血化瘀药物。只有做到精准辨证、合理加减，才能更好地发挥侯氏黑散的疗效，提高临床治愈率。

西医学认为，中风病与脑血管的粥样硬化、血栓形成、破裂出血等导致的脑组织缺血、缺氧、坏死等病理改变密切相关。侯氏黑散中的诸多药物成分，从现代药理学角度分析，该方有改善血液循环、调节血脂、抗氧化、抗炎等作用。例如，菊花具有扩张冠状动脉、增加冠脉血流量、降血压等功效；川芎能改善微循环，抑制血小板聚集；人参可增强机体免疫力，调节机体代谢等。这些药理作用可能协同干预中风病的发生发展过程，辅助改善患者的病情及预后，但仍需要进一步深入的现代科学研究来验证。

医案十四

梁某，男，44岁。

主诉：头痛呕吐半日。

现病史：患者半日前突发剧烈头痛，呈胀痛感，伴恶心、呕吐胃内容物2次，神清，稍烦躁。急诊头颅CT提示蛛网膜下腔出血，收入院治疗。

既往史：无特殊。

刻下症：血压152/100mmHg，神志清楚，精神烦躁，双侧瞳孔等大等圆，对光反射灵敏，颈稍硬，克尼格征（－），布鲁津斯基征（－），四肢肌力、肌张力正常。舌紫暗，苔薄白，脉弦紧。CT示蛛网膜下腔出血，颅脑CT血管造影未见动脉瘤。

西医诊断：蛛网膜下腔出血，高血压。

中医诊断：中风（瘀血闭窍）。

处方：通窍活血汤加减。

赤芍15g，川芎12g，桃仁10g，红花10g，大枣10g，石决明30g（先煎），钩藤15g（后下），菊花15g，牛膝15g，生姜10g。

3剂，水煎服，关火前加葱段、黄酒煎煮10分钟，每日1剂。

患者服用3剂后，头痛明显减轻，颈项强直等体征亦有所改善，未再呕吐，无烦躁，复查头颅CT提示蛛网膜下腔出血量较前减少，于上方去石决明、钩藤等平肝潜阳之药，加丹参15g、地龙10g，以加强活血化瘀之力，巩固疗效。

按语：通窍活血汤出自清代王清任所著的《医林改错》，其组成为赤芍、川芎、桃仁、红花、老葱、鲜姜、红枣、麝香、黄酒。

方中赤芍清热凉血，散瘀止痛，能行血中之滞，使瘀血得以消散，为活血之要药；川芎辛温香窜，为血中气药，既能活血，又能行气，可增强赤芍活血之力，有助于推动气血运行，使瘀血不致留滞；桃仁、红花皆为活血化瘀之品，桃仁擅于破血逐瘀，红花长于活血通经，二者相伍，可增强全方化瘀之效，共为君药。针对蛛网膜下腔出血后颅内瘀血阻滞这一核心病机。老葱辛散通阳，能通窍开闭，引诸药上达颠顶，使药力直达病所，以解脑部瘀血闭阻之窍；麝香芳香走窜，通行十二经，其开窍之力极强，可醒脑开窍，助药力透达，与老葱配合，加强通窍之功，为臣药。鲜姜、大枣调和营卫，顾护脾胃，使活血化瘀之药不致太过伤正；黄酒温通血脉，助行药力，二者为佐使药。全方配伍巧妙，共奏活血化瘀、通窍止痛之效，契合蛛网膜下腔出血后瘀血阻滞脑窍而致头痛的病理特点。

杨楠教授认为，蛛网膜下腔出血后颅内迅速形成瘀血，导致脑窍闭阻，气血不通，"不通则痛"，通窍活血汤中的活血化瘀药物可迅速消散瘀血，改善脑部血液循环，使闭阻的脑窍得以通畅，从而缓解头痛症状，同时配伍平肝潜阳等药物，可控制血压，防止病情进一步恶化。在恢复期，虽然出血已止，但瘀血残留，气血运行尚未完全恢复正常，通窍活血汤通过持续化瘀通窍，并配合养血安神之品，既能清除残余瘀血，又能滋养脑窍，促进脑功能恢复，减少头痛发作。

临床运用通窍活血汤治疗蛛网膜下腔出血头痛时，辨证加减至关重要。急性期若伴有肝阳上亢之象，如血压高、烦躁等，需加石决明、钩藤、菊花等平肝潜阳之药，以平抑上亢之肝阳，防止病情加重；恢复期患者多有气血不足、脑窍失养的表现，可适当加入当归、熟地黄、枸杞子等养血滋阴之品，以充养脑窍；后遗症期正气虚损明显，合以补阳还五汤等补气方剂，增加黄芪、党参等补气药物剂量，可增强益气活血之力。通过精准的辨证加减，能使方剂更贴合患者不同阶段的具体病情，提高疗效，体现了中医个体化治疗的优势。

医案十五

李某，男，70岁。

主诉：突发右侧肢体乏力1月余。

现病史：1个月前患者突发右侧肢体乏力，右手抬举、持物欠佳，不能行走，双上肢关节红肿疼痛，伸舌右偏，口干口苦，无饮水呛咳，偶有头晕，无头痛，无胸闷胸痛，无恶心呕吐，无腹胀腹痛，纳眠尚可，二便调。

既往史：高血压、脑梗死。

刻下症：右侧肢体乏力，右手抬举、持物欠佳，不能行走，双上肢关节红肿疼痛，伸舌右偏，口干口苦，舌暗红，苔白腻，脉弦滑。颅脑MR示脑桥亚急性期腔隙性脑梗死。

西医诊断：脑梗死恢复期，高血压。

中医诊断：中风（气虚痰瘀阻络）。

处方：血府逐瘀汤加减。

桃仁20g，当归15g，丹参15g，红花10g，川芎10g，赤芍15g，瓜蒌皮10g，瓜蒌子10g，郁金13g，连翘15g，太子参15g，陈皮10g，炒麦芽15g，丝瓜络15g。

7剂，水煎服，每日1剂。

患者服药7剂后右侧肢体较前改善，可拄拐行走，无关节红肿疼痛。

按语：杨楠教授经多年临床观察发现，老年内科病，或虚或实，均有不同程度的夹痰夹瘀。从老年人的生理病理来讲，人至老年，脏腑日衰，五脏俱虚，而脏腑虚衰是老年人发病的重要因素。正所谓"邪之所凑，其气必虚"。故老年病以虚为本，但虚能致实。心主一身血脉，心气虚则鼓动无力，血脉失主则血行迟缓，久则为瘀；肝主疏泄一身之气，肝气虚则疏泄无能，气滞血瘀；脾主运化水谷精微，为后天之本、气血生化之源，脾胃虚弱，运行失常则水谷不化，精微反聚而为痰；肺主皮毛，司呼吸，肺虚则腠理不固，易感外邪而诱发他病，加之肺主治节，通调水道，外邪袭肺，肺失宣肃，肺津不布，凝而成痰；肾为先天之本，肾气虚则元气不足，精髓无以化血，髓海为之空虚，气血灌注不足而最终导致血液凝滞而为瘀血。由上可知，老年人五脏虚衰均可引发痰或瘀，而痰瘀同源，痰阻气滞，血行不畅则血瘀，瘀血阻滞，水津输布不利，则又可聚为痰。从现代社会来讲，随着物质生活的不断提高，饮食中油肉鱼蛋等量明显增加，而老年人脾胃虚弱，运化不及，反生湿助痰，加之老年患者大多退休在家，活动量相应减少，这样，不仅脾胃消化能力减弱，而且久卧久坐也可使血脉运行缓慢而产生瘀血痰阻等病变。故痰瘀互结是老年病重要的病理基础。

湿、痰、瘀同源而异流，分而为三，合则为一，都是脏腑功能失调、水液代谢障碍的病理产物，均以气机不利为病理基础。《灵枢·经脉》云："饮入于胃，游溢精气，上输于脾；脾气散精，上归于肺；通调水道，下输膀胱。水精四布，五经并行，合于四时五脏阴阳，揆度以为常也。"人体脏腑功能正常，津液则能顺利敷布全身，津液运行不利则积聚而成痰湿。津液是痰与湿的共同来源，湿是痰形成的重要前驱状态。"血不利则为水"，瘀血阻滞往往会导致津气运行不利，酿湿生痰，痰浊壅滞，血脉不利，又会导致瘀血。正如《医贯》所言"气郁而湿滞，湿滞而成热，热郁而成痰，痰滞而血不行"。湿、痰、瘀血三者在病理状态下可相互影响，杂合为病。

湿邪为病，有内湿与外湿之分。外湿往往是由于气候潮湿、涉水、淋雨或居住环境潮湿等外在湿邪侵袭人体所致。而内湿则是由脾失健运、水湿停聚所形成的病理状态。外湿和内湿虽有不同，但是在发病过程中又常相互影响，伤于外湿则湿邪困脾，脾失健运易导致湿浊内生；脾运化水湿失常，也易致外湿侵袭。古代医家尤其是南方地区的医家对湿邪颇为重视，如朱丹溪提出"六气之中，湿热为病，十居八九"，叶天士提出"吾吴湿邪害人最广"等论述。由于地理、气候原因，我国东南和岭南地区的人们更易遭受外湿侵袭。现代人们工作节奏加快，生活水平提高，饮食结构的改变，过量饮茶酒冷饮、过食肥甘之人日众，致使脾胃受损，中阳困遏，水湿停聚之证有增无减，因损伤脾胃而导致的内湿病证明显增多。湿为阴邪，易阻遏气机，湿易困脾，脾胃为人体气机升降枢纽，脾为湿困，从而使气机升降失常，经络运行阻滞不畅。湿邪久困，聚而生痰，痰湿互结。痰湿既是中风病脏腑功能失调、气血津液代谢失常的病理产物，同时作为新的致病因素，又会加重脏腑功能失调和气血津液运行障碍，导致湿痰再生，加重病情。痰湿进一步困阻脾胃，阻遏气机正常升降出入，"出入废则神机化灭，升降息则气立孤危"，气机阻滞则影响血液正常运行，导致瘀血产生。瘀血形成又可阻滞气机，反过来加重痰湿。正如唐容川所言"须知痰水之壅，由瘀血使然，但去瘀血，则痰水自消""水病而不离乎血者……血病而不离乎水者也"。痰湿与瘀血形成恶性循环，胶结不解，最终闭阻脉络，导致中风。

在治疗痰瘀同病时，杨楠教授常用法半夏、橘红、胆南星、石菖蒲、竹茹、郁金、瓜蒌皮等化痰祛痰，用桃仁、红花、毛冬青、赤芍、川芎、山楂、丹参、益母草等活血化瘀通络，用郁金、石菖蒲等行开窍之功，同时多用太子参、北沙参等补气之品，助化痰除瘀之力。热象明显者加竹茹、胆南星；血压高者加豨莶草；大便不通兼瘀者加用毛冬青；上实下虚者加用牛膝、杜仲、桑寄生。以上药物根据病情灵活加减，同时注重治病求本，根据不同病因、证型，采用不同的治疗方法，进行求本治疗，通常以健脾益肾养血为法，佐以化痰通络，使正气得充、气血流畅。并嘱患者提高身体素质，适当锻炼，增强体质，劳逸结合。

痰瘀交阻是中风病发生的重要机制，贯穿中风病的始终。而痰瘀又往往是由痰湿进一步演化而来的，根据中医"治未病"的原则，我们应当重视痰湿体质人群的体质调理，将痰湿体质的调理作为预防中风的重要措施。在临床治疗时，应根据杨楠教授痰瘀同治的思想，在健脾除湿之时，用药干预，防止其向痰瘀转变，同时嘱患者合理膳食，适当锻炼，养成良好的生活习惯，以杜湿痰之生成。

医案十六

沈某，男，72岁。

主诉：言语不清、右侧肢体乏力10日。

现病史：患者于10日前无明显诱因突发言语不清，无意识丧失，无肢体乏力麻木，无头晕头痛，无视物模糊、视物重影，数小时后出现右侧肢体乏力，右手抬举受限、持物欠佳，行走拖步，无意识障碍，无口角歪斜，无吞咽困难，无饮水呛咳，无头晕头痛，无恶心呕吐，遂到广州医科大学附属第五医院急诊科就诊。头颅CT示脑白质疏松、脑萎缩，建议MR检查；动脉硬化。入院行进一步检查，颅脑MR示脑桥亚急性期腔隙性梗死，建议复查；右侧基底节区、左侧放射冠、丘脑少量慢性腔隙性脑梗死；脑白质疏松；脑萎缩；双侧筛窦轻度炎症。头颅MRA示左侧颈内动脉C2段小动脉瘤可能，建议复查；右侧颈内动脉C4段重度狭窄；双侧大脑前动脉A1段、左侧大脑中动脉M2段轻度狭窄；双侧大脑后动脉P1-3段轻度狭窄；右侧椎动脉轻度狭窄；脑动脉硬化；双侧颈动脉未见明显异常。予改善循环、营养神经等对症治疗，症状较前稍好转。

既往史：高血压。

刻下症：神清，精神疲倦，言语不清，右侧肢体乏力，右手抬举、持物欠佳，不能行走，右手掌麻木，无疼痛，伸舌右偏，口干口苦，无饮水呛咳，偶有头晕，无头痛，无胸闷胸痛，无恶心呕吐，无腹胀腹痛，纳眠尚可，小便正常，大便溏，舌暗红，苔白腻，脉弦滑。

西医诊断：脑梗死，高血压。

中医诊断：中风（风痰瘀血，痹阻脉络）。

处方：半夏白术天麻汤加减。

法半夏10g，白术15g，天麻15g，蒸陈皮10g，茯苓15g，酒川芎10g，太子参15g，北沙参15g，薏苡仁30g，制远志10g，石菖蒲

10g，郁金 10g，泽泻 15g，山楂 15g，麦芽 15g。

　　7剂，水煎服，每日 1 剂。

　　患者服药 7 剂后，言语不利、右侧肢体较前改善，但胃口欠佳、不思饮食，舌暗红，苔白腻，脉弦滑。考虑在风痰瘀血、痹阻脉络之上出现脾不运化，故在原方基础上，去泽泻，加六神曲 15g，将麦芽改为炒麦芽。

　　按语：杨楠教授认为本病应区分标本虚实，考虑"病因""病位""兼证"等随症治疗。本案患者为老年男性，肝肾易虚，肝肾之阴下虚，则肝阳易于上亢，阳亢化火生风；气血衰少，气虚无力运行津液，津液运行障碍，久则聚为痰湿；气为血之帅，气虚则血行不畅，血滞为瘀；复在各种内外因素刺激下，肝风夹痰夹瘀横窜经络，血脉闭阻，气血不能濡养机体，则见突发言语不清，右侧肢体乏力，右手抬举、持物欠佳，不能行走，右手掌麻木等症状。病机为风痰瘀血，痹阻脉络。缓则治其本，急则治其标，故该病以平肝息风、化痰祛瘀通络为治疗原则。

　　方中半夏燥湿化痰，温而不燥；天麻平肝息风，两者合用，为治风痰之要药，故以两药为君药。以白术、茯苓为臣药，健脾祛湿，能杜生痰之源。陈皮理气化痰，气顺则痰消；原方中甘草、大枣味甘，易于碍胃生痰，故去之；大便溏，为湿邪从大便而出，"治泻不利小水，非其治也"，故加泽泻、薏苡仁利湿，使邪有出路；大便次数多，为脾不运化、气不足所致，故加太子参、北沙参、麦芽健脾补气；言语不利，为窍闭不通之故，故加郁金、石菖蒲豁痰开窍；瘀血痹阻经络，故加山楂活血化瘀。二诊时，患者自觉症状改善，但觉胃口欠佳，不思饮食，故在上方基础上改泽泻为神曲，将麦芽改为炒麦芽，以加强健脾消食之功。纵观全方，平肝息风，化痰活血，祛瘀而不伤正。

第四章　痴呆

痴呆，作为一种以神志呆滞、智能低下为主要特征的病证，在中医典籍的历史长河中有着深厚的渊源与丰富的内涵。虽其病名的确立在中医发展历程中经历了逐步演变与完善的过程，但相关症状的描述与论治思想却早已散见于诸多经典著述之中。

追溯至《内经》，虽未明确提出"痴呆"之名，然其对人体神志活动与脏腑经络关系的深刻阐述，已为痴呆的理论构建奠定了基石。《灵枢·经脉》云："人始生，先成精，精成而脑髓生。"此语揭示了脑髓与人体生长发育的紧密联系，而脑髓作为神志活动的物质基础，其盈虚变化与痴呆的发生息息相关。当脑髓受损或不足时，神机失用，易引发与痴呆相关的神志异常表现。

至明代，张景岳在《景岳全书》中正式提出"痴呆"病名，并对其进行了较为系统的论述，使痴呆在中医病证体系中有了更为明确的定位。这一命名的确立，犹如一盏明灯，照亮了后世医家对痴呆深入探究的道路，也标志着中医对痴呆的认识上升到了一个新的高度。

情志因素在痴呆的发病过程中占据着极为重要的地位。《素问·阴阳应象大论》云："人有五脏化五气，以生喜怒悲忧恐。"正常的情志活动是人体对外界刺激的一种生理反应，但当情志过激或长期处于不良情志状态时，便会导致人体气机紊乱、脏腑功能失调。忧愁郁怒等不良情志最易伤肝，肝主疏泄，性喜条达。一旦肝郁气滞，疏泄失职，气机不畅则血行瘀滞，津液代谢失常则聚而生痰。正如《丹溪心法·六郁》所言"气血冲和，万病不生，一有怫郁，诸病生焉。故人身诸病，多生于郁"。肝郁日久，还可化火生风，火性炎上，易夹痰夹瘀上扰清窍，蒙蔽神明。《临证指南医案》中记载："狂由大惊大怒，病在肝、胆、胃经，三阳并而上升，故火炽则痰涌，心窍为之闭塞。"此等情志失调引发的病理变化，往往是痴呆发生的重要诱因。

随着年龄的增长，人体的脏腑功能逐渐衰退，肾精亦随之亏虚。《素问·上古天真论》曰："女子……七七，任脉虚，太冲脉衰少，天癸竭，地道不通，故形坏而无子也。丈夫……五八，肾气衰，发堕齿槁。"肾主藏精生髓，脑为髓海，肾精充足则脑髓充盈，神机灵敏。反之，年高之人肾精亏损，髓海空虚，脑失所养，犹如树木之根基枯萎，枝叶自然凋零，神明亦难以正常发挥其功能，从而导致记忆力减退、思维迟缓、神志呆滞等痴呆症状的出现。《医方集解·补养之剂》云："人之精与志皆藏于肾，肾精不足则志气衰，不能上通于心，故迷惑善忘也。"阐述了年老肾精亏虚与痴呆发生的内在联系。

久病之人，正气耗伤，气血阴阳俱损。久病不愈，一方面可导致气血运行不畅，气滞血瘀，瘀血阻于脑络，使脑之气血供应受阻，神机失于濡养。正如《素问·痹论》所言"病久入深，营卫之行涩，经络时疏，故不通"。另一方面，久病常累及脾胃，脾胃为后天之本、气血生化之源。脾胃虚弱，则运化无力，水谷不化精微，反聚而生痰，痰瘀互结，胶着难化，痹阻脑络，进一步加重神机失用的症状。例如，《丹溪心法·中风》中指出："半身不遂，大率多痰，在左属死血、瘀血，在右属痰、有热。"虽论及中风，但其中痰瘀致病的病机对于痴呆同样具有重要的借鉴意义，久病所致的痰瘀病理产物，无疑为痴呆的发生提供了肥沃的土壤。

先天禀赋对于人体的生长发育和健康状况起着决定性的作用。若先天禀赋不足，肾精匮乏，脑髓发育不良，则自出生起便可能存在智能低下等痴呆倾向。《颅囟经》云："三岁以下，呼为纯阳，元气未散。"然而，若此先天元气不足，脑髓得不到充足的滋养，便难以正常发育，正如种子先天干瘪，难以长成参天大树。这种禀赋不足所致的痴呆，往往病情较为顽固，治疗难度较大，需要医者精心辨证论治，长期调养。

痴呆的诊断需要综合多方面的因素进行全面考量，审慎判断，以确保诊断的准确性。

（一）认知评估：多域考查，精准判断

对患者的认知功能状况进行评估是诊断痴呆的关键环节，包括对记忆力、计算力、定向力、判断力、理解力等多个领域的考查。通过询问患者近期发生的事情、进行简单的数学计算、询问时间地点人物等定向问题、让患者对事物进行判断及理解一些简单的语句或情境等方式，初步判断患者的认知水平是否存在下降及下降的程度。

例如，可以询问患者早餐吃了什么、今天是几月几号星期几、自己家的地址在哪里、计算100以内的加减法、判断一些常见的是非对错问题、理解一段短文的含义等。同时，还可以采用一些标准化的认知评估量表，如简易精神状态检查表（Mini-Mental State Examination，MMSE）等，对患者的认知功能进行量化评估，以便更准确地判断患者是否患有痴呆及痴呆的严重程度。

（二）病史探寻：全面追溯，寻根究源

详细了解患者的病史对痴呆的诊断具有重要意义，包括患者的年龄、既往是否患有其他疾病、是否有过情志刺激史、家族中是否有类似疾病的遗传史等。

年高之人，由于肾精衰退，患痴呆的风险相对较高。而既往患有中风、眩晕、癫狂等疾病的患者，若病情迁延不愈，有可能发展为痴呆。长期情志不舒，如抑郁、焦虑、愤怒等，也可能是痴呆的诱发因素。此外，家族遗传史在某些痴呆的诊断中起着关键作用，如一些遗传性神经系统疾病，可能会表现出痴呆的症状，因此了解家族中是否有类似患者，有助于明确诊断方向。

（三）现代检查：借助科技，排除他疾

在西医学背景下，借助一些先进的检查手段，可以帮助排除其他可能导致神志异常和认知障碍的疾病，从而提高痴呆诊断的准确性。

头颅CT、磁共振成像（MRI）等影像学检查可以观察脑部的结构和形态，查看是否存在脑部肿瘤、脑血管病变（如脑梗死、脑出血）、脑萎缩等器质性病变。脑电图检查可以检测脑电波的活动情况，对于癫痫、脑部感染等疾病的诊断有一定的帮助。脑脊液检查则可以分析脑脊液的成分和性质，有助于排除脑部感染、神经系统自身免疫性疾病等。

通过综合运用这些现代检查手段，结合患者的认知评估和病史，医生可以更全面地了解患者的病情，排除其他疾病的干扰，以便更准确地诊断痴呆。

医案一

程某，男，88岁。

主诉：记忆力减退半年余。

现病史：患者家属代诉患者近半年来逐渐出现记忆力减退，伴不善言语，情感淡漠，沉默寡言，神情淡漠，烦躁易怒，纳差，眠差。为求进一步治疗，遂至我院门诊就诊。

既往史：高血压、糖尿病。

刻下症：记忆力减退，伴不善言语，情感淡漠，沉默寡言，神情淡漠，烦躁易怒，舌质淡白有齿痕，脉沉细弱，两尺无力。查体无特殊，头颅MIR检查可见脑萎缩和脑室扩张。

西医诊断：阿尔茨海默病。

中医诊断：痴呆（髓海不足）。

处方：七福饮加减。

熟地黄10g，当归10g，人参10g，白术10g，炙甘草10g，酸枣仁10g，远志10g，鹿角胶10g，龟板胶10g，阿胶10g。

7剂，水煎服，每日1剂。

西药：多奈哌齐5mg，口服，每日1次。

1周后复诊，患者诉症状较前稍好转，守原方7剂。

按语：七福饮源自《景岳全书》，由人参、熟地黄、当归、白术、炙甘草、酸枣仁、远志组成。此方剂虽未堆砌大量峻补肾阳或肾阴之品，却能有效治疗痴呆髓海不足之证，其根源在于中医对人体脏腑气血整体关联的深刻认知。

从中医经典理论出发，肾主藏精生髓，脑为髓海，髓海充足则神机灵动。《灵枢·海论》云："髓海有余，则轻劲多力，自过其度；髓海不足，则脑转耳鸣，胫酸眩冒，目无所见，懈怠安卧。"痴呆患者常因年高体衰，肾精渐亏，或因久病耗损，致髓海空虚，脑失所养而发为痴呆。七福饮中，熟地黄堪称关键之药。熟地黄味甘，性微温，归肝、肾经，其质润滋腻，为补肾填精之要药。《本草纲目》谓其"填骨髓，长肌肉，生精血，补五脏内伤不足"，它能大补肝肾之阴精，为髓海的充盈提供物质基础，犹如源泉之水，缓缓滋养脑髓，以救髓海不足之危。鹿角胶、龟板胶等皆为血肉有情之品，虽非大量应用，但与熟地黄相伍，可协同增效，增强填精益髓之力，使脑髓得以充分滋养，进而改善痴呆患者的神志昏聩与智能低下之症。

然而，七福饮的精妙之处不止于补肾益髓。脾胃为后天之本，气血生化之源，对于髓海的滋养亦有着不可或缺的作用。《脾胃论》云："脾胃之气既伤，而元气亦不能充，而诸病之所由生也。"痴呆患者往往因脾胃虚弱，运化失司，导致气血生化无源，不能上荣于脑，加重髓海不足之态。七福饮中的人参、白术、炙甘草，此三味药组成四君子汤之变方。人参，大补元气，健脾养胃，《神农本草经》称其"主补五脏，安精神，定魂魄，止惊悸，除邪气，明目，开心益智"，其补气之力可助脾胃运化；白术苦温，健脾燥湿，助运化，可增强脾胃对水谷的消化吸收能力；炙甘草甘温，调和诸药，且能益气和中，使脾胃之气得以调和与健旺。三者合用，健脾益气，促进气血生化，为脑髓提供源源不断的营养物质，犹如灌溉之渠，将脾胃所化气血输送至脑，以补髓海之所需。

再者，心主神明，心神的安宁与智能的正常发挥密切相关。痴呆患者常伴有心神失养、神志不宁之症。七福饮中的酸枣仁与远志针对此症发挥独特功效。酸枣仁养心安神，《名医别录》记载其"主治烦心不得眠，脐上下痛，血转，久泄，虚汗，烦渴，补中，益肝气，坚筋骨，助阴气"，它可宁心定志，缓解患者的失眠、健忘等症状，使心神得以安宁，为神机的恢复创造良好条件。远志交通心肾，安神益智，《神农本草经》称其"主咳逆，伤中，补不足，除邪气，利九窍，益智慧，耳目聪明，不忘，强志倍力"，其能使心肾相交，水火既济，从而促进神机的正常运转，使患者的神志与智能得到改善。当归在方中亦有深意，其性温，味甘、辛，归肝、心、脾经，具有补血活血之功效。一方面，可补养肝血，因肝藏血，血足则能濡养筋脉与神志；另一方面，其活血之力可使补而不滞，保证气血的通畅运行，使诸药补养之力能更好地布散周身，达于脑髓。

七福饮全方用药精炼而平和，补而不滞，滋而不腻。它并非单一地着眼于补肾，而是从整体出发，综合考虑肾、脾、心等多脏腑的功能协调。通过补肾益髓、健脾养心、宁神定志等多方面的协同作用，调节人体的气血津液运行，恢复脏腑间的平衡与协调，使髓海得以充养，神机得以恢复。

杨楠教授还提出，家属的陪伴与认知训练也同样重要。家属可以和患者一起做一些益智活动，比如一起玩拼图、积木；多与患者沟通，共同观看一些适合患者年龄层的影视作品；提前将患者常用物品归类，放在显眼处；制作防丢失卡片，反复向患者强调家庭住址及家庭关键成员的联系方式；提前将患者每日该服药物按顿分类，避免患者误服或漏服。

结合一些无创的中医外治法，有助于进一步改善预后。如推拿疗法、穴位贴敷疗法等。推拿可以帮助改善患者局部血液循环，缓解肌肉紧张，增强关节灵活性。对于老年痴呆患者，推拿可以帮助他们改善日常生活活动能力和情绪状态。推拿手法包括揉捏、震颤等，操作时需考虑患者的承受能力。穴位贴敷疗法是将药物粉末或相关药材浸泡在特殊介质中，然后敷在特定的穴位上，通过药物和穴位的双重作用来治疗的一种方法。常用的药物包括人参、何首乌、黄芪等，这些药物具有补肾益精、活血化瘀的功效。

医案二

袁某，男，67岁。

主诉：记忆力减退1年余。

现病史：患者家属代诉患者1年来逐渐出现记忆力减退，尤其是近期记忆，经常忘记刚发生的事情，如忘记是否吃过饭、是否锁门等，患者的情绪变得不稳定，时而焦虑，时而抑郁，且情绪变化无常。为求进一步治疗，遂至我院门诊就诊，纳眠一般，舌质暗淡，舌下络脉瘀滞，脉沉涩。

既往史：高血压、冠心病。

刻下症：口干不欲饮，双目晦暗，心烦失眠。

西医诊断：阿尔茨海默病。

中医诊断：痴呆（气滞血瘀）。

处方：化瘀通络汤加减。

赤芍10g，当归10g，川芎10g，红花10g，川牛膝10g，地龙5g，全蝎5g。

7剂，水煎服，每日1剂。

西药：多奈哌齐5mg（口服，每日1次）、氨氯地平5mg（口服，每日1次）、氯吡格雷75mg（口服，每日1次）。

1周后复诊，患者舌下络脉稍改善，情绪较前稳定，守原方继服7剂。

按语：《景岳全书·杂病谟》云："痴呆证，凡平素无痰，而或以郁结，或以不遂，或以思虑，或以疑贰，或以惊恐，而渐致痴呆，言辞颠倒，举动不经，或多汗，或善愁……脉必或弦或数，或大或小，变易不常。""脑为髓海""脑为元神之府"，《本草备要》指出"老人健忘者，脑渐空也"，均提示痴呆病位在脑。《灵枢·本神》云"所以任物者谓之心"，指明心主血脉、行血，血亦上行濡养脑髓，心脑同源。心血瘀滞，致脑络血流不畅，脑窍失充，而发本病。

痰和瘀是痴呆发生发展过程中的重要病理产物，二者相互影响、相互促进，共同构成了痴呆病机中的恶性循环。从中医经典理论出发，瘀多因气血运行不畅所致。气滞可导致血瘀，久病入络也会使脉络瘀阻。瘀血内阻不仅会影响脑的气血供应，还会与痰浊相互勾结。痰可滞血，血能停痰，痰瘀互结，使脑窍闭塞更为严重，神机被蒙蔽得更深，从而导致痴呆症状逐渐加重，病情愈发复杂难愈。本病常关联肝、脾、肾、心、肺等脏，其病性属本虚标实，虚实互交，此病多以脾肾亏虚为本，痰湿瘀阻为标，多脏腑功能失调，脑络闭阻，脑髓之海失却充养。

杨楠教授勤学古训，认为痴呆主要病位在络脉，络脉产生病变，气血运行不畅，化生为瘀，故活血化瘀是其主要的治疗原则，故选用化瘀通络、开窍益髓的化瘀通络汤进行治疗。而脑部以外的络脉受阻，则津液通行输布受阻，脏腑易生痰湿，痰湿上扰清阳而导致神明受阻，故佐以化痰药物以改善相应症状。痴呆患者大多病史较长，久病则虚，瘀血与痰湿阻遏气血，气血无以运化，则神明失养，故适当配伍补虚药物，一能补益气血，濡养络脉，二能生气以推动血液运行，改善脑部灌注。方中当归具有补血和血、调经止痛、润燥滑肠的功效；川芎活血行气；赤芍归肝经，能清热凉血，散瘀止痛；地龙清热定惊，通络，平喘，利尿。诸药合用，共奏活血祛瘀、通络醒神之功。

杨楠教授还建议患者可进行体育锻炼，如八段锦。八段锦起源于宋代，作为一种健身气功流传至今。八段锦的名称来源于其由八个不同动作组成，每个动作都蕴含着对身体的特定锻炼效果。这一功法深受古代养生理论的影响，强调通过呼吸与动作的配合，促进气血流通，达到强身健体的目的。八段锦动作简单，不挑地方，公园里、家里都能练。它的动作包括伸展、扭腰、下蹲等，能活动全身筋骨，让人神清气爽。这种运动方式可以帮助患者放松身心，舒缓压力，缓解焦虑、抑郁等情绪，从而间接促进患者心理健康和认知功能的提升。根据《自然科学》期刊上发表的文章，八段锦通过柔和的动作和深呼吸，有助于疏通经络、活血化瘀，从而改善大脑海马体的结构功能，减缓阿尔茨海默病患者大脑海马体萎缩的速度。

八段锦每次练习时间控制在30分钟以内，每天1次，每周7次，共4周。八段锦的动作包括预备式、双手托天理三焦、左右开弓似射雕、调理脾胃须单举、五劳七伤往后瞧、摇头摆尾去心火、双手攀足固肾腰、攒拳怒目增气力、背后七颠百病消及收功式。八段锦注重呼吸的锻炼，更强调呼吸的深长细缓。在练习八段锦时，需要根据不同的动作调整呼吸方式，以达到最佳的锻炼效果。呼吸的配合有助于促进气血流通，增强身体的柔韧性和协调性。

八段锦注意事项：①避免空腹练习。在练习八段锦时需要消耗机体的能量，空腹练习容易导致低血糖。因此，生活中应避免空腹练习八段锦。②避免餐后立即练习。进餐后，较多的血液会进入胃肠道以帮助食物消化与吸收。如果此时进行运动，会扰乱血液的分布，从而增加消化不良的发生几率。因此，餐后不要立即练习八段锦，可以选择在餐后1小时左右进行锻炼。③避免在过度疲劳状态下练习。在机体过度疲劳的情况下练习八段锦，身体的协调性和反应速度会下降，会增加受伤的风险。因此，不建议在过度疲劳的状态下进行锻炼。④脊柱损伤者不宜练习。八段锦中有一些弯腰或屈伸的动作，脊柱损伤者练习可能会使症状加重。所以，不建议脊柱损伤者练习八段锦。

需要提醒的是，虽然八段锦是一项有益于身心的运动，但也要讲究方法，以免带来负面影响。此外，可以选择在早晨练习八段锦，随着太阳的升起，人体的阳气也会随之提升，有助于保持全天的活力和精力。

医案三

张某，男，72岁。

主诉：记忆力下降4年余，头晕3个月。

现病史：患者家属代诉患者4年前无明显诱因出现不语，右侧肢体乏力，当时诊断为"脑梗死"，遗留记忆力下降，近、远事记忆均下降，少许词不达意，偶有小便失禁，日常生活自理能力下降。3个月前无明显诱因出现头晕，呈昏沉感，与体位改变无关，胃口不好，容易消化不良，完谷不化，遂至我院门诊就诊。

既往史：脑梗死。

刻下症：食欲不振，常觉全身乏力，偶有双下肢水肿，纳呆话少，畏寒，少许耳鸣，纳眠一般，舌质淡胖，边稍有齿痕，脉缓。

西医诊断：血管性痴呆。

中医诊断：痴呆（脾肾两虚）。

处方：益气聪明汤合还少丹加减。

山茱萸15g，山药10g，茯苓10g，熟地黄30g，杜仲15g，牛膝10g，肉苁蓉10g，巴戟天10g，石菖蒲15g，远志15g，黄芪10g，人参20g，升麻10g，葛根10g，蔓荆子10g。

7剂，水煎服，每日1剂。

西药：多奈哌齐5mg（口服，每日1次）、氨氯地平5mg（口服，每日1次）、氯吡格雷75mg（口服，每日1次）。

按语：脾主运化，除运化水谷精微外，还参与水液代谢。脾胃虚弱，运化失职，水谷不化，精微不生，痰浊内生，且气血生化不足，不能濡养脑窍及四肢百骸。脾之功能失常，犹如后勤补给线中断，使整个身体的脏腑器官及神志活动都受到影响，为痴呆的发生提供了内在条件。肾主藏精生髓，与脑的关系最为密切。肾精亏虚，不仅直接导致脑髓空虚，还会影响其他脏腑的功能；肾阴不足，不能滋养肝木，可致肝阳上亢；肾阳不足，不能温煦脾土，可使脾失健运。肾之病变可通过影响其他脏腑的功能，间接导致痴呆的发生，在痴呆的病机中处于核心地位。

益气聪明汤记载于《东垣试效方》，属于补益脾气的方剂，具有补气以使阳气升发、聪耳明目的功效。益气聪明汤由人参、黄芪、升麻、葛根、蔓荆子、芍药、黄柏及甘草组成。方中人参、黄芪两药相合以补中益气；升麻、葛根升发清阳；蔓荆子清利头目，补益中气，从而使清阳上升，肝肾受益，则耳聋目障诸症获愈。去芍药以防滋腻损伤脾胃之气，去黄柏以免伤肾阳。正如《脾胃论》中记载"百病皆由脾胃衰而生"，脾胃是生命的根本，调理身体或治疗疾病必须从脾胃入手。本方的"益气"者，指有补益中气的作用；而"聪明"者，为视听灵敏、聪颖智慧之意。

还少丹具有补肾健脾、益气生精的功效，主治肾、脾、心三脏虚损，精血不足，神志俱耗，髓海空虚，智力减退，体倦腰酸，羸弱无力，不思饮食，发热盗汗，遗精白浊，牙齿浮痛等未老先衰之症。方中熟地黄、山茱萸滋阴补肾，固精益肾，"善补阳者，必于阴中求阳，则阳得阴助而生化无穷"，故用质润之熟地黄入肾，补肾阴，填精髓，则肾精充足，髓海化生有源，脑髓充沛，神明得养。肉苁蓉、巴戟天温阳补肾助命火，补肾益精入肾经血分；杜仲、牛膝补肝肾，强筋骨；茯苓、山药益气健脾；石菖蒲芳香走窜，醒脑开窍，因本病以清窍蒙蔽为特点，芳香之品走窜，擅于化浊开窍，《神农本草经》谓其"补五脏，通九窍，明耳目，出声音，久服轻身，不忘，不迷惑"。远志宁心安神，祛痰开窍，《神农本草经》谓其"补不足，除邪气，利九窍，益智慧，耳目聪明，不忘，强志倍力"。《神农本草经》所谓石菖蒲、远志之诸般作用，石恩骏认为均源于其除痰阻之邪气也，二药均入心经，其通利九窍，实则主要通利痰浊阻滞之心窍，亦即元神之府也。茯苓、山药亦能补脾肾而涤湿痰。故还少丹有平调阴阳、补益肝肾、化痰开窍之功。诸药合用，共奏补肝益肾、填精生髓、健脾益气之效。

同时，杨楠教授还叮嘱患者多食用一些补肾健脾、填精益髓的食物，如山药、芡实、核桃、黑芝麻、黑豆、桂圆、红枣等。"痴呆"属于后天脾肾不足、脑络失于濡养者，饮食方面可以适当多食用一些豆类食品（痛风患者不宜食用）；在主食方面多进食全谷物及杂粮杂豆等复合碳水化合物；零食方面可适当进食坚果类食物，如核桃、松子、杏仁等；水果可进食莓类食物等，含糖量低且富含多种人体所需维生素；肉食方面多进食鱼类，每周适当食用1~2次海产品，因其富含ω-3多不饱和脂肪酸，可延缓认知功能的减退。可以参考一下"地中海饮食""DASH饮食""MIND饮食"。

医案四

金某，男，66岁。

主诉：记忆力下降4年余，头晕3个月。

现病史：患者有4次脑梗死病史，肢体功能无明显后遗症，但遗留反应迟钝，记忆力差，经常词不达意，日常生活能力及活动耐力明显下降，此次以头晕、不能应答6天，反应迟钝加重，不认识家人为主诉入院。

既往史：脑梗死、高血压。

刻下症：精神倦怠，对答不切题，查体合作，定向力差，便秘，无头痛、呕吐及四肢瘫痪，舌淡暗有瘀点，苔薄白，脉细涩。

西医诊断：血管性痴呆。

中医诊断：痴呆（气虚血瘀）。

处方：通窍活血汤加减。

赤芍12g，川芎10g，桃仁15g，红花10g，丹参15g，黄芪30g，水蛭6g，制大黄5g，麝香0.06g（冲服），石菖蒲15g。

7剂，水煎服，每日1剂。

西药：多奈哌齐5mg（口服，每日1次）、氨氯地平5mg（口服，每日1次）、氯吡格雷75mg（口服，每日1次）。

按语：脏腑亏虚，肝肾不足，肝阳上亢，久则有瘀，瘀阻脉络，故见肢体活动不利；瘀血蒙蔽脑窍，故见表情痴呆；瘀血内停，使脑气与脏气不能相接，气血不能上行濡养脑窍，脑失所养，故见对答不切题，昏不识人；脑为清窍，清则灵，浊则钝，清阳不升，故见头晕。活血化瘀法能够疏通脏腑血气，使血液畅通，气机升降有度，调节阴阳，平衡气血。瘀血为血管性痴呆的重要病机，所以及时祛除瘀血是治疗血管性痴呆的关键所在。早祛一分瘀血，便多留一分精髓。从整体上把握血管性痴呆的病机特点，辨证施治，随症加减。中医基础理论认为，气为血之帅，血为气之母；气为百病之长，血为百病之胎。气与血是相互依存的关系，气病可致血病，血病也可致气病。所以在临床中，运用活血化瘀法治疗血管性痴呆时，要注重调畅气机。根据患者的气虚、气滞情况，联合运用益气、理气药物，以达到气血运行无滞的目的。

《伤寒论》指出："其人喜忘者，必有蓄血。"《血证论》亦言："凡心有瘀血，亦令健忘。"中医理论认为，久滞成瘀，瘀血必兼气滞。痴呆日久，气滞血瘀壅滞于络，瘀血内阻，脑脉不通，脑气不得与脏气相接，加之肾虚日久，脑络失养，瘀血阻滞，蒙蔽清窍，从而出现反应迟钝、神情淡漠、舌暗瘀斑、脉细涩等临床表现。营血是流动于脉内的营养物质，具有濡养四肢百骸、五脏六腑的功能。《灵枢·平人绝谷》言："血脉和利，精神乃居。"若血行凝滞，瘀于脉内，则无以濡润脑窍，神明失养而患痴呆。老年人年迈久病，耗伤气血，加之脾胃之气衰惫，气血生化乏源，人体脏腑失于调和，气血运行失调，血脉壅滞，易致瘀血内生。老年人患痴呆，初期病情轻浅，常不以为意，不能及时补益肾气，填补髓海之空，大脑失于濡养，日久兼夹瘀郁，病理产物内生，阻于脑络，甚则瘀毒内生，病情顽固，病机复杂。此时用药不宜过猛，图一时之快，治标不治本。

通窍活血汤出自清代王清任所著的《医林改错》。方中桃仁通经行瘀，破血而消癥瘕，善治瘀血、血闭、血结及血燥等病证；红花活血祛瘀效果甚佳，其善浮善行，善祛在经、在上之瘀血。桃仁、红花相配，在本方中共奏破血行滞、活血祛瘀之效。川芎为血中气药，既行血又活血。赤芍行滞祛瘀。麝香为诸香之最，其气可透入骨髓，于经络无所不入，芳香走窜，故能醒神开窍。水蛭破血逐瘀，通经消癥，主要用于血滞经闭、癥瘕结块等证，常与虻虫相须为用，也可与桃仁、三棱、莪术、当归等配伍应用。虫类药物在治疗脑病中有其独特的作用，首先，活血化瘀是其显著功效之一。许多虫类中药如水蛭，通过破血逐瘀、通经消癥的作用，有效改善血液循环。现代药理学研究表明，水蛭中的蛋白多肽类成分如水蛭素，具有抗凝血、抗血栓和抑制血小板聚集的功能，为虫类中药的活血化瘀作用提供了科学依据。其次，搜风剔络也是虫类药物的重要特性。全蝎等虫类药材，具有息风镇痉、通络止痛的功效，适用于治疗因风邪、瘀血等引发的顽疾。现代药理研究表明，全蝎中的蝎毒蛋白不仅有抗凝、溶栓作用，还能改善血液微循环，预防血栓形成，充分展示了虫类中药在治疗相关疾病中的独特优势。此外，温肾助阳也是部分虫类中药的显著作用。冬虫夏草作为代表，能够补肾阳、益肺气、止血化痰，对肾虚阳微等症状有显著疗效。现代药理研究还揭示了冬虫夏草在调节免疫、抗炎和抗肿瘤方面的潜力，为虫类中药在多种疾病治疗中的应用提供了有力支持。

杨楠主任还建议可以配合一些中医外治法以改善患者症状，如中药熏洗、药浴法等。中药熏洗是使用具有开窍醒神、活血化瘀功效的中药煎汤，如石菖蒲、远志、丹参等煎汤熏洗头部或全身。药浴是将中药配方煎煮后兑入水中，患者浸泡全身或局部，有助于改善血液循环和神经功能。这些方法简单安全无副作用，配合中药方剂会使效果事半功倍。

医案五

徐某，女，66岁。

主诉：记忆力下降2年余。

现病史：家属代述记忆力逐年下降，遗忘明显，性格明显改变，行为异常，经常担心家中失窃，有被害妄想，同时出现轻度智力障碍，反应迟钝，语言表达欠清，时有词不达意。CT示脑萎缩。

既往史：无特殊。

刻下症：头晕，头痛，失眠，健忘，时有幻觉，语言表达失常，舌质淡，苔白腻，脉细弱或缓。

西医诊断：阿尔茨海默病、脑萎缩。

中医诊断：痴呆（痰浊阻窍）。

处方：导痰汤加减。

半夏10g，陈皮10g，茯苓10g，胆南星6g，枳实10g，党参10g，白术15g，山药9g，白扁豆10g，石菖蒲15g，生姜3g，甘草6g。

7剂，水煎服，每日1剂。

西药：多奈哌齐5mg（口服，每日1次）。

按语：神志失常在痴呆患者中表现得尤为突出，患者神情呆滞，目光空洞无神，面部表情缺乏变化，喜怒哀乐不形于色，对外界的刺激反应迟钝。在言语方面，轻者言语减少，表达含糊不清，词不达意；重者喃喃自语，不知所云，或言语颠倒，前言不搭后语。行为举止也变得异常，动作迟缓笨拙，生活自理能力逐渐下降，穿衣、洗漱、进食等基本活动都难以独立完成，甚至出现不知饥饱、饮食无度的情况，或者将不能食用的物品放入口中。有的患者还会出现昼夜颠倒，白天嗜睡，夜晚失眠或躁动不安。部分患者还可能伴有幻觉、妄想等精神症状，如看到不存在的事物、听到不存在的声音，或者无端猜疑他人等。

痰瘀一旦形成，二者不仅可单独致病，还可因痰致瘀或因瘀生痰，相互衍生，终致痰瘀互结而相兼致病。痰瘀为气血津液等精微物质所化生，生理上"津血同源"，病理上"痰瘀同源"，痰瘀之间常相互转化，相互胶结。《诸病源候论·痰饮病诸候》记载："诸痰者，此由血脉壅塞，饮水积聚而不消散，故成痰也。"唐容川在《血证论》中言："血积既久，亦能化为痰水……须知痰水之壅，由瘀血使然。"痰之为物，随气升降，无处不到，阻于经脉影响气血运行可生瘀，瘀血停滞，进一步阻滞气血津液而加重痰浊。痰的形成主要与脾失健运有关，脾为生痰之源，当脾的运化功能失常时，水湿停聚，凝聚成痰。肝郁气滞可克伐脾土，影响脾的运化；肾阳不足则不能温煦脾阳，也可导致脾运失司。痰性黏滞，易阻气机，随气升降，无处不到，一旦上蒙清窍，便会阻碍神明出入，使神志恍惚，如《丹溪心法》所说"痰之为物，随气升降，无处不到"。阿尔茨海默病在中医学中可归为"痴呆""呆病"等范畴。《石室秘录》云"痰势最盛，呆气最深"，陈士铎直言痴呆程度与痰量相关，又提出治痰即为治呆之奇法。中风后机体痰浊未清，若痰浊黏滞难去，阻滞脏腑气机，则清浊升降失常，脑气与脏气不接，气血运行受阻，气血无法上注于头，脑络失养，日久则精髓逐渐枯萎而致痴呆；若痰浊流窜经络，壅塞脑络，则脑窍不通；若痰生秽浊，使髓海混浊，脑髓不纯，上蒙清窍，则脑窍元神失养，灵机呆钝，神机失用而成痴呆。可见，痴呆与痰浊阻窍关系密切。国医大师邓铁涛认为痰久必瘀，痰为瘀之始，瘀为痰浊之深入，因此更需早期防治，积极治痰，防止痰久成瘀加重痴呆病情。

导痰汤主要用于治疗因痰浊蒙闭心窍引起的神志痴呆等症状，可有效涤痰开窍，适用于痰蒙神窍证，其主要治疗神识痴呆、朦胧昏昧、喉中痰鸣、胸闷痰多、头晕、身体困重、面色晦暗、苔腻脉滑等症状。导痰汤出自《校注妇人良方》，由《太平惠民和剂局方》二陈汤衍化而来。组成是半夏、南星、枳实（麸炒）、茯苓、橘红、甘草。用法是加姜十片，水煎服。功效是燥湿豁痰、行气开郁，主治"痰涎壅盛，胸膈痞塞，或咳嗽恶心，饮食少思"。清代徐大椿云："卒中风邪，痰气闭塞，故胸膈痞满，迷闷不醒也。南星化风痰，枳实破滞气，合二陈治一切痰实为病。中风痰盛气壅者，洵可先用之以破气导痰，然后调其血气，而风无不解矣。"蔡陆仙云："此为痰中、痰厥之借治方也。夫类中即因湿痰，则无论兼风与否，自应以燥湿化痰为根本不二之治法。本方即二陈汤加胆星、枳实是也。胆星祛风痰，合半夏有助燥湿之效，枳实能降泄，合二陈有推墙倒壁之功，故痰中症用之宜焉。"方中南星燥湿化痰，祛风散结，是方中的主药；枳实下气行痰，辅助南星增强化痰效果；半夏燥湿祛痰；橘红下气消痰，加强豁痰顺气之力；茯苓渗湿化痰，防止生痰之源；生姜和胃止呕，减少南星的毒副作用；甘草益气和中止咳，调和诸药。

痰之为病，无处不到，上蔽清窍则为眩晕、耳鸣、痴呆，痹阻胸阳则为胸痹心痛，留踞胁肋少腹则为癥积疝癖，阻塞脉络则为肩痛难举、手足不能收持。是以治痰之方，《备急千金要方》温胆，《太平惠民和剂局方》二陈，青州白丸子，《济生方》导痰，《证治准绳》涤痰，《医学心悟》半夏白术天麻汤，于法可谓详备矣。严氏此方，即《备急千金要方》温胆汤去竹茹加南星者也。其涤痰之功，较孙氏方为尤胜。然痰之为病，热者多而寒者少。南星辛温燥烈，必用胆汁制过，去其温燥之性，于病机始为合拍。

此外，家属应注重患者的精神心理护理，关心、陪伴患者，给予其足够的耐心和关爱。鼓励患者与家人、朋友交流互动，参加一些简单的社交活动或娱乐活动，如散步、下棋、听音乐等，以缓解其精神压力，调节情志，避免孤独、抑郁等不良情绪的加重。

医案六

刘某，女，70岁。

主诉：记忆力下降3年余，不寐1年。

现病史：患者平素性情急躁易怒，3年前因老伴去世，所受打击较大，逐渐出现行为异常，经常呼号怒骂，打人毁物，事后方知，经常出现记忆认知障碍，将其女儿呼为"大姐"，独自出门后不能自行回家。家属代述，每次外出必迷失方向，思维经常无故中断，健忘，反应迟钝，常大声喊骂儿女，打破器具。

既往史：无。

刻下症：腰膝酸软，烦躁易怒，耳鸣，眩晕，盗汗，入睡困难。

西医诊断：阿尔茨海默病。

中医诊断：痴呆（肝肾亏虚）。

处方：左归丸加减。

熟地黄30g，山茱萸15g，枸杞子15g，山药10g，茯苓10g，桃仁10g，红花10g，川贝母10g，甘草5g。

7剂，水煎服，每日1剂。

西药：多奈哌齐5mg（口服，每日1次）。

按语：肝主疏泄，调畅情志，其疏泄功能正常，则气血运行顺畅，情志得以舒展。若肝失疏泄，肝郁气滞，不仅会影响自身的气血运行，还会横逆犯脾，导致脾失健运，进而产生痰浊。同时，肝郁日久化火生风，可上扰心神及清窍，引发痴呆相关症状。《素问·至真要大论》言："诸风掉眩，皆属于肝。"肝风内动可导致头晕目眩、肢体震颤等，这些症状在痴呆患者中也较为常见。忧愁郁怒等不良情志最易伤肝，肝主疏泄，性喜条达。一旦肝郁气滞，疏泄失职，气机不畅则血行瘀滞，津液代谢失常则聚而生痰。《丹溪心法·六郁》言："气血冲和，万病不生，一有怫郁，诸病生焉。"

阿尔茨海默病属于中医"呆病""痴呆"等范畴，失眠属于"不寐"范畴，分析二者病因病机及中医证候，可发现肝肾亏虚是二者重要的病机。肾主骨生髓，脑为髓海，肾精亏虚，可造成髓海不足，导致智能减退。同时，肾精亏虚，肾水不能上济于心，心火扰神，导致不寐。不寐的基本病机是阳不入阴，阴阳失调，《冯氏锦囊秘录》指出老年人肾阴亏虚，可导致阴不敛阳或阴虚火旺，阳不入阴，出现失眠表现。《辨证录·不寐门》详细阐述了心肾不交所致失眠的具体病机，肾精亏虚，肾水不能上济于心，心火炽盛，发为不寐。此外，《张氏医通》从七情内伤角度出发，指出情志失常可导致失眠。情志失常，多伴有肝气郁结，气郁化火，可扰动心神，发为不寐。《景岳全书》也表明气血亏虚是失眠的重要原因，肝主藏血，肝血不足则可影响睡眠。此外，肝肾同源，两者相互滋养，精血互生，肾精与肝血不足均可导致痴呆和失眠。因此，补益肝肾对于改善老年期痴呆合并失眠患者的临床症状，延缓疾病进程具有重要意义。

《灵枢·天年》阐明了本病的发生与年老脏腑功能失调存在密切联系。《医林改错·脑髓说》论述了肾精与脑髓的关系，提出肾精亏虚，则髓无以生，髓海不足，易出现健忘表现。《辨证录·呆病门》指出痴呆的成因在于肝气郁结，最终病理转归为胃气衰败，主要病机为肝气乘脾。脾胃为后天之本，与血的生成存在密切关系，脾胃亏虚，肝藏血功能受限，可出现肝血不足的表现。同时，气血不足，可导致神明失养而心神涣散，加重痴呆表现。此外，肝肾同源，肾精与肝血可相互转化，肾精亏虚，可导致肝血不足，气血不能上荣于脑，发为痴呆；肝血不足，又可导致肾精生成不足，髓海空虚，发为痴呆。此外，痴呆患者首要表现为肾精亏虚，可导致肾水不能上济于心，心火扰神，继而导致不寐的发生。

《景岳全书》云："此壮水之剂也。凡命门之阴衰阳胜者，宜此方加减主之。"本方主证为肾阴亏虚。肾阴亏虚,阴不制阳,虚阳上浮,遂致诸症蜂起。治宜滋补肾阴,以制浮阳。方中熟地黄甘润滋补微温,善滋补肾阴,填精益髓,故为君药。山药甘补涩敛性平,养阴益气,补脾肺肾;枸杞子甘补性平,善滋补肝肾之阴,兼助肾阳。二药合用,既助君药,以增滋补肾阴、生精填髓之效,又补脾,固精止遗,故为臣药。山茱萸酸甘微温,补敛相兼,善补益肝肾阴阳,收敛固涩;茯苓甘淡渗利,性平兼补,善健脾渗湿,助山药补脾助运化而增补肾阴。二药相合,既助君臣药滋养肾阴,又止汗,故为佐药。炙甘草甘补和缓,平而偏温,既益气和中而利滋肾,又调和诸药,故为使药。全方配伍,专于滋阴,略兼制阳,共奏滋补肾阴、略制浮阳之功,故善治真阴不足所致诸症。

杨楠教授认为,若患者夜寐梦多或失眠,加珍珠母、生龙齿;肢麻或举动不灵甚者,加丹参、鸡血藤;心烦不寐,手足心热,舌红少苔者,加远志、酸枣仁、柏子仁、五味子、麦冬、石菖蒲;注意力不集中伴心悸易惊者,加人参、百合、远志。

杨楠教授还提出,可以应用针法配合治疗痴呆与失眠,自《内经》时期就有关于针灸治疗痴呆的记载。针灸可以疏通经络、调理气血、协调阴阳、调节五脏,帮助患者恢复身体平衡。针灸治疗副作用小,相对比较安全,适合长期治疗。古代医家在应用针刺治疗痴呆时,多从"通督调神"的角度论治,取经首选督脉,使用频次最多的穴位是百会、神庭、神道、曲池、神门。督脉为"阳脉之海",起于胞宫,沿脊上行,入络脑,沿头部正中线上行至颠顶,经前督一身的阳经,统领一身的阳气,具有调节阳经气血之功。又因督脉循腰络肾,贯脊而上,直入脑户,故其与肾、髓、脑关系密切,可反映神志情况。"神庭"为脑神所居之处,神识所在,"神处其中则灵,灵则应,应则保身","百会"又名"三阳五会","夫脑者,一身之宗,百神之会,故名百会",故神庭是人体诸阳之气和神明汇聚之处。综上,"神庭""百会"作为督脉的重要穴位,针刺此二穴可通调督脉气血,助肾精充盈髓海,醒脑开窍益智,神机得用。

在经络学说中,督脉是奇经八脉,亦是十四正经之一,与脑、肾的关系尤为密切。从督脉的循行来看,《难经》指出"督脉者,起于下极之俞，并于脊里，上至风府，入属于脑"，《素问·骨空论》记载"上额交巅上，入络脑"，可见督脉直接络属于脑，是精气精髓传输至脑户的重要通道。张锡纯在《医学衷中参西录》中强调了督脉传输精髓的重要地位，他认为："脑为髓海，所谓海者，乃聚髓之处，非生髓之处。究其本源，实由肾中真阳、真阴之气酝酿化合而成，至精至贵之液体缘督脉上升而贯注于脑者也。"从督脉的生理功能来看，督脉为"阳脉之海"，能调节全身阳经之气。脑位于头部，"头为诸阳之会""诸阳之神气，上会于头；诸髓之精，上聚于脑。故头为精髓神明之府"。督脉调节全身经络之阳气上输于脑，能促进脑发挥主宰精神意识活动的正常生理功能，故历代医家多用督脉腧穴治疗痴呆、中风等神志疾病。

第五章　痫证

　　痫证，又称"癫痫"，是一种发作性疾病。由脏腑失调、气机逆乱、邪闭清窍、神机受累、元神失控所致，主要表现为精神恍惚，甚至突然仆倒，不省人事，口吐涎沫，双目上视，四肢抽搐，或口发怪声，苏醒如常，反复发作，发无定时。该病名记载最早见于长沙马王堆汉墓出土的《五十二病方》，其中有"婴儿病痫"的描述。在古代中医文献《内经》中称"癫痫"或"癫疾"，将癫、痫混而论之，尚未明确区分，其内容包括精神异常的"癫狂"。《素问·奇病论》和《素问·大奇论》中对"胎病""痫厥"的论述类似癫痫的表现，《素问·奇病论》云："人生而有病癫疾者，病名曰何？安所得之？岐伯曰：病名为胎病。此得之在母腹中时，其母有所大惊，气上而不下，精气并居，故令子发为癫疾也。"这里的"癫疾"即我们所论述的癫痫，说明了癫痫发作的病因是母亲孕期受惊吓。又如《灵枢·癫狂》中"癫疾始作，先反僵，因而脊痛"及"癫疾始作，而引口啼呼喘悸者"，描述了癫痫发作时肌肉强直、角弓反张、口中如做猪羊叫声等临床表现。《素问·大奇论》中"心脉满大，痫瘛筋挛，肝脉小急，痫瘛筋挛""二阴急为痫厥"，则是对癫痫发作时脉证的描述。《灵枢·经筋》中"足少阴之筋……其病足下转筋……主痫瘛及痉"，也是对癫痫发作状态的描述。另外，在《素问·长刺节论》中有"病初发，岁一发，不治月一发，不治月四五发"的描述，说明了癫痫有反复发作、缠绵难愈的特点，如得不到恰当治疗则终生难愈。

　　隋代巢元方在总结前人经验的基础上编著了《诸病源候论》，其将痫证分为风痫、惊痫、食痫，他在《诸病源候论·小儿杂病诸候·痫候》中言："风痫者，因衣厚汗出，而风入为之。惊痫者，因惊怖大啼乃发。食痫者，因乳哺不节所成。"从痫证的成因上进行分类，并强调了因惊致痫及癫痫的发生与妊娠的密切关系，又如"小儿所以少病痫者，其母怀娠，时时劳役，运动骨血，则气强，胎养盛故也，若侍御多，血气微，胎养弱，则儿软脆易伤，故多病痫""小儿在胎时，其母将养伤于风冷，邪气入胞，伤儿脏腑，故儿生之后，邪犹在儿腹内，邪动与正气相搏，则腹痛，故儿躯张蹙气而啼"，则是关于腹型癫痫的最早论述。另外，"若壮热不歇，则变为惊，极重者，亦变痫也"是对高热惊风、惊风变痫的论述，与西医学把高热惊厥归类为癫痫范畴相吻合。另外，巢元方在《诸病源候论·小儿杂病诸候·发病瘥后更发候》中初步论述了痫病反复发作、缠绵不愈的病理特点乃"余势未尽，小儿血气软弱，或因乳食不节，或风冷不调，或更惊动，因而重发"。另外，有关癫痫发病先兆的论述见于《诸病源候论·小儿杂病诸候·欲发痫候》，其云："夫小儿未发痫欲发之候……或摇头弄舌，或睡里惊掣，数啮齿，如此是欲发痫之证也。"对发病症状的论述见于《诸病源候论·小儿杂病诸候·痫候》，其云："其发之状，或口眼相引，而目睛上摇，或手足掣纵，或背脊强直，或颈项反折。"对癫痫发作时的临床表现论述得较详细，癫痫发作时，口眼㖞斜，双目上视，或者表现为手足抽搐，四肢强直，角弓反张。此外，书中还对发作时的恰当处理和未发时的预防作了论述，如"凡诸痫正发，手足掣缩，慎勿捉持之，捉则令曲突不随也""因惊而发作成痫也，初觉儿欲惊，急持抱之，惊自止，故养小儿常慎惊，勿闻大声，每持抱之间，常当安徐，勿令怖，又，雷鸣时常塞儿耳，并作余细声以乱之"。

现代医家认为，本病的发生与多种因素有关，分为先天和后天两个方面。先天因素包括胎儿在母腹中突受惊恐、母体多病、父母本患痫病、胎儿先天禀赋异常等；后天因素包括情志失调、饮食不节、劳累过度、脑部外伤、外感六淫等。病位在脑，与心、肝、脾、肾关系密切。病理因素涉及风、火、痰、瘀、虚。发病初期以实证为主，日久不愈则可耗损正气，多见虚证或虚实夹杂。发作期主要辨为阳痫、阴痫及痫证重症；休止期主要证候类型分为脾虚痰湿证、风痰闭阻证、心脾两虚证、肝肾阴虚证、痰火扰神证、瘀阻脑络证。

　　肝、脾、肾损伤是痫证的发病基础。痫证的形成，大多由于七情失调，先天因素，脑部外伤，饮食不节，劳累过度，或患它病之后，造成脏腑失调，痰浊阻滞，气机逆乱，风阳内动所致。《医学纲目·癫痫》云："癫痫者，痰邪逆上也。"肝脾肾的损伤是痫证的主要病理基础，而风阳痰浊，蒙闭心窍，流窜经络，则是造成痫证发作的基本病理因素。痰浊与气滞血瘀可相互影响，痰浊壅滞可使气血不畅，气滞血瘀则津液不布而化生痰浊。痰瘀互结，可使痫证反复发作。久发不愈，脏腑愈虚，痰浊愈结愈深，形成顽痰。顽痰不除，乃成痼疾。

　　在中医对痫证的理解和治疗中，痰被认为是贯穿疾病始终的关键因素。《三因极一病证方论·癫痫叙论》云："夫癫痫病，皆由惊动，使脏气不平，郁而生痰，闭塞诸经。"又如《医学入门》中有"痫有阴阳只是痰"的说法，表明了痰是痫证发作的关键病因，痰迷心窍而致痫证。国医大师刘祖贻教授认为痫证是由于脏腑功能失调，气机不畅，津液输布异常，从而导致痰湿内生，蒙蔽清窍，脾、肝、肾三脏之虚导致痰的形成是痫证发病的主因。历史上的许多著名医家，如虞抟、程钟龄等都强调了痰浊在痫证发病机制中的核心作用，他们认为痫证主要由痰引起，痰涎积聚在经络之中。现代医家进一步指出，痫证中的痰与普通痰有所不同，它具有随风气聚散和胶固难化的特性，正是这种顽痰胶固的特性，使得痫证反复发作、缠绵难愈。中医认为脾是生痰的源头，脾虚会导致水湿运化失常，凝结成痰，蒙蔽清窍，从而引发痫证发作。而先天肾精不足、脑髓失养则是痫证发病的根本原因，脾被认为是发作的源头，肾则是发作的根本。

　　也有许多医家提出了"瘀血致痫"的观点。《医学心悟·癫狂痫》指出了气滞血瘀是导致痫证发生的主要原因之一，《婴童百问·惊痫》则为活血化瘀之法治疗痫证提供了理论依据。根据现代医学研究，临床上痰瘀互结的现象十分常见，痫证发作时患者气血运行逆乱，气滞血瘀，因此活血化瘀法治疗痫证起到了至关重要的作用。王清任认为，痫证的发生与脑髓瘀血有关，气血瘀阻于脑则全身枢机不利，筋脉颤动，从而发生痫证。董树生认为，痫证的发生都与"瘀"密不可分，无论是肝郁气滞血瘀，或是脾胃虚弱，化源不足，血脉空虚，运行滞缓而致瘀血内积，或是内寒充斥，寒凝血瘀，或是脉络外伤，瘀血内停，均会导致人体气机瘀阻，脑失于濡养而发生痫证。

中医痫证的治疗历史悠久，经验丰富，且治疗手段多种多样，各有所长。根据中医临床研究，无论是内治法还是外治法均获得了良好的疗效，能够有效控制痫证发作率、缓解西药导致的不良反应、提高患者的生活质量，目前临床上常采用的治疗原则有开窍醒神、息风止痉、清肝泻火、祛邪补虚、健脾化痰、活血化瘀、养心安神、滋养肝肾等。

中医治疗痫证时，注重调和阴阳，疏通经络，清除痰湿，平肝息风，以达到控制发作和改善患者生活质量的目的。治疗手段多样，包括中药、针灸、推拿、食疗等，旨在从整体上调整患者的体质，增强机体的自我调节和恢复能力。中药治疗通常根据患者的具体症状和体质，选用不同的药物配方，如清热化痰、平肝息风、补益脾肾等。针灸则通过刺激特定的穴位，调整气血，疏通经络，以达到治疗的效果。推拿和食疗也是辅助治疗的手段，通过外部按摩和合理的饮食调整，辅助药物治疗，共同促进患者的康复。

杨楠教授治疗痫证，发作期依据"急则治其标"原则，运用涤痰息风之法，息风涤痰，开窍定痫；缓解期则按照"缓则治其本"的原则，在涤痰息风基础上，佐以健脾益肾之品，以杜绝生痰之源，达到标本兼治的目的。此外，因痫证久病入络，且多有老痰顽痰，需酌加全蝎、蜈蚣、僵蚕等虫类药搜风透骨，以祛除伏于筋骨络脉间的顽痰。同时，考虑痰易阻滞气机，治疗时还需注重调畅气机，"善治痰者，不治痰而治气，气顺，则一身之津液亦随气而顺矣"，通过综合调理，以提高对痫证的治疗效果，改善患者的生活质量并减少发作频率。

此外，杨楠教授也强调针刺在痫证治疗中的重要性。在针刺治疗中倡导"通督调神针法"。通督调神理论即"通督脉，调元神"，最早可追溯于《内经》时期。《素问·脉要精微论》曰："头者精明之府。"《素问·骨空论》云："督脉者……上额交巅上，入络脑。"《难经·二十九难》云："督之为病，脊强而厥。"晋代皇甫谧的《针灸甲乙经》认为"癫疾……本神及百会"主之。唐代孙思邈的《备急千金要方》中记载："烦闷恍惚，喜怒无常……灸神庭一处七壮。"由此可见，神机变动由脑而出，顺督脉而传，督脉总督一身阳气，同时也与脑神有直接联系，其经气与脑神功能密切相关。古代医家多运用督脉穴位治疗神志相关疾病，是通督调神理论确立的基础。

发作期治以醒神开窍，祛邪定志，选取督脉和孙思邈十三鬼穴的腧穴为主方。

主穴：长强（或大椎）、百会、人中（鬼宫）、大陵（鬼心）、劳宫（鬼窟）、承浆（鬼市）、少商（鬼信）、隐白（鬼眼）。

配穴：痰浊加丰隆、中脘；肝风加太冲、风池；郁火加中冲、大陵；瘀血加三阴交、膈俞；伴随强直阵挛发作加大椎、筋缩。

操作方法：发作期当日针刺，先取胸膝跪位斜刺长强，针尖向上紧靠骶骨平行刺入 1 ~ 1.5 寸，捻转泻法，使针感沿脊柱上行，达到头部为佳，得气后取出不留针。患者再取仰卧位，百会沿皮向后平刺 0.5 ~ 0.8 寸，捻转泻法局部产生酸胀感；人中向上斜刺 0.3 ~ 0.5 寸，泻法强刺激以眼球湿润为度；承浆直刺 0.2 ~ 0.3 寸，行泻法快速捻针，针感以胀痛为主；大陵、劳宫直刺 0.5 寸，行捻转提插泻法以增强针感，局部酸胀感。上述穴位得气后留针 30 分钟。少商、隐白三棱针点刺出血，出血量 10 滴以上，以颜色变化为度。发作期针刺，配穴皆以泻法为主。

间歇期治疗以安神定志、养心益肾为法。选取督脉头部腧穴和心肾经原穴为主方。

主穴：百会、四神聪、神庭、印堂、神门、内关、太溪、照海。

配穴：脾虚痰湿加脾俞、丰隆；肝郁火旺加太冲、行间；肝肾不足加肝俞、肾俞；心脾两虚加心俞、脾俞。

操作方法：仰卧位，头部腧穴百会、四神聪、神庭，均沿皮平刺 0.5 ~ 0.8 寸，其中四神聪、神庭针尖均指向百会穴，进针后略捻转，局部产生酸胀感后留针 30 分钟；印堂提捏局部皮肤，沿皮垂直向下平刺 0.3 ~ 0.5 寸达鼻根部；神门、内关、太溪、照海直刺 0.5 ~ 0.8 寸，行补法使局部有酸胀感，内关、太溪、照海可有麻电感向指端、足底、踝部放射。手足针均取双侧腧穴，得气后留针30分钟。隔日针灸1次，10次为1个疗程。

医案一

毛某，男，27岁。

主诉：反复全身抽搐15年，再发1天。

现病史：患者癫痫病史15年，规律服药12年未发作，1天前患者因熬夜后突发意识不清倒地，伴右侧肢体抽动，无口吐白沫，无偏瘫麻木等不适，持续约10分钟后缓解，平素食纳一般，二便调。

既往史：癫痫病史15年，规律服药12年未发作。

刻下症：暂无抽搐发作，面红目赤，口苦口干，时有胁肋部胀痛，烦躁不安，夜卧不宁，时常梦中惊醒，醒后入睡困难，平素易躁易怒，大便燥结。舌质红，苔白腻，脉弦数。查体无特殊。脑电图检查提示颞叶慢棘波发放。

西医诊断：癫痫。

中医诊断：痫证（痰火扰神）。

处方：龙胆泻肝汤合温胆汤加减。

龙胆草15g，黄芩15g，栀子15g，柴胡15g，泽泻15g，木通15g，车前子15g，当归15g，生地黄15g，半夏15g，胆南星15g，陈皮15g，竹茹15g，石菖蒲15g，茯苓15g。

7剂，水煎服，每日1剂。

西药：卡马西平片150mg（口服，每天2次）。

1周后复诊，睡眠情况大为改善，原方继续服用14剂。

按语：本案患者病机为痰浊与肝火合并而致清窍蒙蔽，故治以温胆汤合龙胆泻肝汤。温胆汤系中医经典化痰名方，主治胆胃不和、痰热内扰之证。方以半夏燥湿化痰，降逆和胃；竹茹清热化痰，除烦止呕；陈皮燥湿化痰健脾，助半夏祛痰，助枳实行气；茯苓健脾渗湿，以绝生痰之源，且有宁心安神之功。诸药相合，化痰而不燥，清热而不过寒，使痰热得化，胆热得清，共奏理气化痰之功。龙胆泻肝汤以龙胆草为君药，功效以清泻肝胆为主，故名为"龙胆泻肝汤"，功专肝胆实火及湿热。《医方集解·泻火之剂》中记载："治肝胆经实火湿热，胁痛耳聋，胆溢口苦，筋痿，阴汗，阴肿阴痛，白浊溲血。"吴谦曰："胁痛口苦，耳聋耳肿，乃胆经之为病也。筋痿阴湿，热痒阴肿，白浊溲血，乃肝经之为病也。故用龙胆草泻肝胆之火，以柴胡为肝使……而妙在泻肝之剂，反作补肝之药，寓有战胜抚绥之义矣。"

杨楠教授宗《内经》"诸风掉眩，皆属于肝""诸暴强直，皆属于风"之意，治疗合并口苦、烦躁、便秘等肝经实火痫证患者时，常将龙胆泻肝汤与温胆汤合用，疗效显著。

医案二

郑某，女，23岁。

主诉：反复全身抽搐5年余，再发1周。

现病史：患者有癫痫病史5年余，规律服用抗癫痫药物丙戊酸钠，近5年来未发作，1周前患者发热后出现癫痫小发作1次，目睛上视，无四肢抽搐，无高热头痛，持续时间约3分钟。近1周来时有头晕目眩感，遂再次来门诊就诊。

既往史：癫痫病史5年余。

刻下症：暂无抽搐发作，头晕，呈昏沉感，时有目眩感，自觉步态不稳，双耳耳鸣，口干欲饮，大便燥结，尿少色黄，舌质红绛，少津，苔黄，脉弦。

西医诊断：癫痫。

中医诊断：痫证（肝风内动）。

处方：羚角钩藤汤加减。

水牛角15g，钩藤10g，桑叶10g，菊花10g，川贝母10g，竹茹

10g，茯神 10g，白芍 10g，生地黄 15g。

7剂，水煎服，每日 1剂。

西药：丙戊酸钠片 500mg（口服，每天 2次）。

2周后患者门诊复诊，病情稳定，维持原方用药。

按语：羚角钩藤汤出自清代名医俞根初所著的《重订通俗伤寒论》，堪称凉肝息风法的代表之作。此汤专为邪热传入厥阴，进而引发神昏抽搐之症而设，为热盛动风证的治疗贡献了极具成效的专方。其组方配伍精妙，独具匠心。以羚羊角和钩藤作为君药，二者肩负着泻火凉肝、息风定惊的重要使命。臣药方面，桑叶、菊花协同助力，既能佐助君药进一步息风止痉，又可发挥清利头目的功效。

鉴于肝经郁热往往会导致热盛伤津的情况，故配伍生地黄滋阴凉血，白芍柔肝养血。热邪过盛之时易炼津为痰，此时川贝母、竹茹便登场发挥其清热涤痰的作用。而邪热凭借火性上攻脑络、扰乱心神，茯神则担起安心神之责。

诸药相互配合，凉肝清热与息风定惊二者相得益彰，完美契合肝经热盛之证。《医碥》云："痉，强直也，谓筋之收引紧急而不舒纵也。其所以致此者有二：一曰寒……一曰热，热甚则灼其血液干枯，干枯则短缩，观物之干者必缩可见也。"这也从侧面印证了羚角钩藤汤对于因热盛而引发诸症的治疗原理与重要意义。

因羚羊角资源稀缺，临床应用时，通常用水牛角替代。水牛角具有清热凉血、解毒定惊等功效，在一定程度上能发挥类似羚羊角清热泻火凉肝的作用。虽然其药力相较于羚羊角可能稍弱，但在一些对羚羊角需求不是极为严苛的病证治疗或方剂调配中，可适当加大水牛角的用量来弥补药力的不足，以达到类似的治疗效果，从而在遵循中医辨证论治原则的基础上，实现对羚羊角的替代应用，维持方剂整体功效的相对稳定与平衡，保障对相关疾病治疗的有效性与持续性。

医案三

陈某，男，34岁。

主诉：反复肢体抽搐3年余，再发1个月。

现病史：患者有癫痫病史3年余，规律服药，一般情况稳定，近1个月来家属发现患者夜间时有发作，双上肢紧张僵硬抽搐，伴牙关紧闭，口吐痰涎，喉中痰鸣，二便失禁，无口中怪叫，每次家属自行按摩人中及内关约10分钟可缓解，缓解后自然入睡。症状反复发作，为求进一步治疗，遂至我院门诊就诊。

既往史：癫痫病史3年余。

刻下症：暂无抽搐发作，头昏，头重如裹，胸闷脘痞，口中黏腻不爽，纳呆便溏，舌质红，苔白腻，脉滑。查体无特殊。脑电图提示少量棘慢波。

西医诊断：癫痫。

中医诊断：痫证（风痰闭阻）。

处方：定痫汤加减。

半夏10g，白术10g，钩藤10g，泽泻10g，天麻10g，石菖蒲10g，茯苓10g，郁金10g，白附子10g，天南星10g，僵蚕10g，全蝎3g。

14剂，水煎服，每日1剂。

西药：卡马西平0.2g（口服，每天2次）。

2周后复诊，无抽搐发作，原方继续服用2周。

按语：定痫丸源自清代程国彭的《医学心悟》，其针对的痫证发作症状显著，患者会忽然发病，眩晕跌倒在地，意识丧失而不知所处，病情严重时会出现瘛疭抽掣、目斜、口喎等表现，且伴有大量痰涎流出，发作时还会发出类似牲畜的声音。尽管痫证在症状表现上可能因涉及五脏不同而存在差异，但其核心的致病因素均为痰涎。定痫丸便是针对这种以痰涎为关键病因的痫证而设立的主方，在中医治疗痫证的历史进程中有着重要地位，为临床医家治疗此类病证提供了经典的用药范例与有效的治疗手段，其组方配伍多围绕豁痰、息风、开窍等功效展开，以达到控制痫证发作、调理机体阴阳平衡之目的。

本方适用于内风夹痰热上扰所致的癫痫，方中天麻、全蝎、僵蚕起息风通络、平肝解痉之关键作用。天麻润而不燥，主入肝经，是平肝息风的要药，无论肝风内动或头目眩晕之虚实证候，皆可应用。全蝎与僵蚕擅于息风镇痉通络，《本草求真》载全蝎"专入肝祛风……凡小儿胎风发搐，大人半边不遂，口眼㖞斜，语言謇涩，手足抽制，疟疾寒热，耳聋带下，皆因外风内客，无不用之"，《本草正》认为其能"开风痰"。对于顽固难愈之疾，全蝎、僵蚕凭借走窜之性，深入络脉搜剔，化解久瘀，祛除顽痰，作用于脏腑经络，以解痰瘀交结之患。胆南星清热化痰、镇惊利窍。半夏、茯苓协作，健脾祛痰降逆，以开痰气之结。石菖蒲开心利窍。全方相互配合，共奏涤痰通络利窍、清热息风定痫、健脾养阴安脏之功，在痫证治疗领域具有重要地位与应用价值。

杨楠教授在痫证的治疗中重视虫类药物的应用。如叶天士所言"久则邪正混处其间，草木不能见效，当以虫蚁疏通逐邪"，虫类药物善行走窜，通达经络，搜风透骨，在治疗"风"性疾病上有独特的治疗效果，非草木类药物所能及。叶天士认为久病入络者，病理本质为络瘀久滞，阳动无以转运，使瘀血痰凝，络脉瘀滞，以致痫结难解，而虫类药物为血肉有情之品，又具灵动之性，可深入经络，走窜通达，破血行血，化痰散结，功逐搜剔，攻剔痫结之痰瘀，旋转阳动之气，因而最适宜运用虫类药物治疗久病络脉瘀滞。痫证患者多病程长，可在辨证论治基础上灵活运用虫类药的灵动走窜、逐瘀通络、化痰散结功效，治疗痫证痰瘀久滞络脉就显得尤为重要。虫类药有搜风通络、定惊止痉的功能，现代药理对虫类药抗惊厥、抗癫痫的研究，都充分证实了虫类药治疗癫痫的可行性。由于虫类药含有较多的异体蛋白及多种毒素成分，常有毒性，可伤及胃气，故应当掌握用量，注意临床配伍，谨防毒副作用，方能获得很好的疗效。

医案四

杨某，男，62岁。

主诉：癫痫大发作1次。

现病史：患者有癫痫病史20余年，2天前自行减药后出现癫痫大发作1次，伴少许头昏，无头痛等其他不适，纳差，眠差，多梦，小便调，大便日1次。

既往史：癫痫病史20余年，规律服药，近2年未发作。

刻下症：暂无抽搐发作，面色㿠白，气短乏力，心悸易惊，纳差，眠差，多梦，疲倦。查体四肢肌力4级，肌张力正常，舌淡，脉细缓无力。

西医诊断：癫痫。

中医诊断：痫证（心脾两虚）。

处方：归脾汤加减。

白术15g，黄芪30g，人参10g，当归10g，川芎10g，炒枣仁10g，茯神15g，木香10g，远志10g，龙眼肉15g，生姜15g，大枣15g，炙甘草10g。

7剂，水煎服，每日1剂。

西药：奥卡西平300mg（口服，一日2次）。

1周后复诊，患者癫痫暂无发作，守原方7剂续服。

按语：归脾汤首见于宋代严用和所著的《济生方》，该方由人参、白术、黄芪、甘草、当归、茯神、远志、木香、酸枣仁、龙眼肉、生姜、大枣组成。归脾汤作为中医学领域的经典名方，在临床各科的应用范围颇为广泛，且疗效显著。其功效主要体现为益气补血、健脾养心。在组方配伍方面，以黄芪、龙眼肉为君药，人参、白术为臣药，茯神、酸枣仁、远志、木香则为佐药，炙甘草为使药，并佐以姜、枣调和脾胃。具体来看，方中的人参、白术、黄芪、甘草、生姜、大枣共同发挥甘温补脾益气的作用；茯神、龙眼肉、酸枣仁呈现甘平之性，可起到养心安神的功效；当归以其甘辛温的特性，能够滋养肝脏进而促进心血的生成；远志可交通心肾，达到定志宁心的效果；木香则负责理气醒脾，有效避免了益气补血类药物因滋腻而导致的气滞问题，确保脾胃运化功能正常运行。

就其主治病证而言，归脾汤主要针对心脾两虚、脾不统血、血不养神等证。癫痫发病常与气血亏虚、心脾两虚等因素相关。归脾汤通过其益气养血的功效，可补充人体气血，改善因气血不足导致的脏腑功能失调。气血充足则能濡养心神，使心神得安，减少因心神失养而引发癫痫发作的几率。同时，其健脾之功有助于恢复脾胃运化，保证水谷精微的正常吸收与转化，为气血生成提供充足的物质基础，进一步稳固人体气血状态。而且脾健则能更好地统摄血液，防止因脾不统血而导致的气血逆乱等情况，从多个层面起到调节机体状态、辅助治疗癫痫的作用。

医案五

吴某，男，24岁。

主诉：发作性四肢抽搐半年。

现病史：患者半年前曾因脑炎在当地医院就诊，经治疗后近半年来反复出现四肢抽搐，发作时伴有意识不清，口吐白沫，二便失禁，每次持续5～30分钟不等，症状频繁发作，曾于当地医院予丙戊酸钠、左乙拉西坦等抗癫痫治疗无效，近1周来仍频繁抽搐发作，每日2～3次，遂来我院门诊就诊。

刻下症：暂无抽搐发作，倦怠乏力，四肢逆冷，形体消瘦，双眼干涩无神，记忆力下降，注意力难以集中，腰膝酸软无力，入睡困难，夜间时有惊醒，小便清长，大便燥结，舌红，无苔，脉细数。

西医诊断：癫痫。

中医诊断：痫证（肝肾两虚）。

处方：大补元煎加减。

　　熟地黄30g，山药30g，山茱萸30g，杜仲15g，枸杞子15g，龟板胶5g，鳖甲15g，阿胶10g（烊化），钩藤30g（后下），天麻15g，僵蚕15g。

　　7剂，水煎服，每日1剂。

　　西药：左乙拉西坦片0.75g（口服，每日2次）。

　　患者1周后来诊，抽搐较前明显减少，精神可，胃纳佳，可入睡。舌红少苔，脉数。原方加全蝎5g，水牛角30g，继续服用14剂。后随访，未见发作。

　　按语：本案患者因癫痫发作日久，导致肝肾阴精耗竭。精是维持生命的基本物质，是气与神的物质基础。《灵枢·平人绝谷》云："故神者，水谷之精气也。"意味着人体的神明是由水谷精气所化生的。若人体精气充足，则神旺，表现为精神饱满、思维敏捷；若精气亏虚，则会导致肾衰，表现为精力不济、记忆力减退等。肾为先天之本，其生理特性为主封藏。《素问·上古天真论》记载："肾者主水，受五脏六腑之精而藏之，故五脏盛乃能泻。"说明肾有封藏五脏六腑之精的作用，当五脏功能旺盛时，肾才能正常地发挥其封藏精气的功能。《素问·六节藏象论》亦指出："肾者，主蛰，封藏之本，精之处也。"进一步强调了肾藏精的理论和肾与五脏的关系。肾精的充足与否，直接影响五脏的功能状态。肾精充沛则五脏功能协调，肾精亏虚则五脏功能失常，进而导致各种疾病的发生。部分患者病程较长，肾精亏虚日久，气血耗伤，病势缠绵，脏腑愈虚，失神愈深，反复发作，乃成痼疾。在中医理论中，肝肾同源，肝主疏泄，肾主封藏，二者相互制约、相互依存。肝肾阴虚时，肝失所养，疏泄功能失常，导致气机郁滞，进而化火生风，风火相煽，上扰清窍，发为癫痫。同时，肾精亏虚也会影响脾的功能，脾主运化，脾虚则水湿内停，聚而成痰，痰浊阻滞经络，蒙蔽心窍，亦可诱发癫痫发作。

　　大补元煎出自《景岳全书》，是中医补肾的经典方剂之一，有益气养血、肝肾双补之功效。方中人参味甘、微苦，大补元气，气旺则血生，《神农本草经》言其"主补五脏，安精神，定魂魄，止惊悸"，故为君药。山药、甘草皆为甘、平之品，二者补益之力平缓，平补脾气，滋后天以补先天，《本草纲目》言山药"益肾气，健脾胃"，山药、甘草与人参相须为用，以济生化之源。熟地黄味甘，性微温，《本草从新》载其"滋肾水，封填骨髓"，《本草纲目》言其"填骨髓，长肌肉，生精血，补五脏内伤不足"，为历代医家推崇的"补肾益精"之品。枸杞子味甘，性平，主滋肾，《药性论》言其"能补益精诸不足"。当归味甘、辛，性温，补血活血而不伤正，使全方补而不滞。山茱萸味酸、涩，涩精气，固虚脱，防止肾精耗散。杜仲味甘，性温，补肝肾，强筋骨，《神农本草经》言其"主腰脊痛，补中，益精气"。全方诸药合用，以补肾益精、气血双补为主，根据"肾藏精"理论，正符合癫痫的病机特点。

第六章　不寐

不寐，即通常所言的失眠，在中医理论体系中有着深刻且系统的阐释。《灵枢·口问》云："阳气尽，阴气盛，则目瞑；阴气尽而阳气盛，则寤矣。"此句点明了人体睡眠与觉醒和阴阳消长转化的紧密关联，正常的睡眠依赖于阴阳的平衡协调，一旦阴阳失调，则易发生不寐。

不寐之证，其病因繁杂多样。情志所伤是极为关键的因素，如《类证治裁》言："思虑伤脾，脾血亏损，经年不寐。"长期的忧思、恼怒、惊恐等不良情志刺激，可致肝郁化火，扰动心神，或使心脾两虚，心血不足，神无所依。饮食不节亦不容小觑，过食肥甘厚味、辛辣炙煿，易酿生痰热，正如《景岳全书·不寐》所言："痰火扰乱，心神不宁，思虑过伤，火炽痰郁而致不眠者多矣"。脾胃受损，运化失司，聚湿成痰，痰热上扰于心，发为不寐。此外，劳逸失调、久病体虚等也可导致不寐。劳倦过度则伤脾，气血生化不足，心失所养；久病之后，精血亏耗，肝肾阴虚，虚火上炎，扰乱心神。

不寐病机总属阳盛阴衰，阴阳失交。从脏腑辨证来看，病位主要在心，与肝、脾、肾密切相关。心主神明，神安则寐，若心神被扰或心神失养，皆可导致不寐。肝主疏泄，肝郁气滞或肝火上炎可影响心神；脾为后天之本，气血生化之源，脾虚则气血不足，不能养心；肾藏精，精生髓，脑为髓海，肾虚则髓海不足，心肾不交，亦会引发不寐。五脏之神、魂、魄、意、志，分别由五脏之气化生，任何原因导致的五脏功能失调，皆可引起五神的变化而导致不寐。从病性虚实来看，从虚来说，脾胃属土，主受纳运化水谷精微，化生气血，以养五脏。若脾胃虚弱，运化失职，精微化生无源，则其余四脏皆失其养，心肝血虚，神失所养，不寐由生。从实来说，或因气滞，或因湿（痰）阻，影响脾胃气机，升降失常，或痰湿郁久化热，均可扰动心神，致心神不宁而不寐。

中医治疗不寐，遵循辨证论治原则。针对肝郁化火者，以疏肝泻火、镇心安神为法，可选用龙胆泻肝汤等；心脾两虚者，宜补养心脾，养血安神，归脾汤常为首选；阴虚火旺者，治以滋阴降火、交通心肾，黄连阿胶汤较为适用；痰热扰心者，运用清热化痰、和中安神之黄连温胆汤。五脏功能失调皆可引起五神的变化而发生不寐，而五脏之中，尤以脾（胃）脏最为重要。脾胃病变或脾胃虚弱，气血不足，心神失养，或中焦失运，蕴湿成痰，痰热扰心等，均可导致心神不宁而致不寐。杨楠教授临证常以健脾益气养心、化痰降浊、和胃温胆宁心等法调理中州，以达到安神的目的，常用方不离温胆汤、归脾汤。

同时，还可辅以中医特色疗法，以调和阴阳，宁心安神。常用的疗法包括①针灸，治疗失眠主以舒脑宁心、安神利眠为法，通过刺激腧穴达到调节主司睡眠的阴阳跷脉平和的作用，主穴选取百会、安眠、神门、三阴交、照海、申脉。②穴位贴敷，将药物贴敷于体表穴位，达到刺激穴位和药效渗透的作用，温经通络，联络脏腑，以起到调和阴阳的作用，如三伏贴等。③耳穴压豆，耳为肾之窍，肾中具有元阴元阳，对调节五脏阴阳具有重要作用，耳穴压豆是将王不留行籽或小绿豆等，贴于0.6cm×0.6cm的小块胶布中央，然后对准耳穴贴紧并稍加压力，使患者耳朵感到酸麻胀或发热，进而调理五脏，常选用交感、肾、心、肝、脾等耳穴。④沐足，足部与体内多器官紧密联系，泡脚可以促进足部血液循环，促进药效物质由热气渗入足底，起到活血通络、补气安神、调整内脏机能的作用，以上疗法根据患者情况可辨证使用，使机体恢复正常的睡眠节律，体现了中医整体调理、标本兼治的优势。

在日常生活中失眠一证很常见，尤其是在中老年人群中，发病率很高。它的病因十分复杂，一般都是心理因素、社会因素、生理因素等多种原因交织在一起，所以会给治疗带来一定的困难，很多失眠患者苦于没有找到好的治疗方法，长期服用安眠药或者抗焦虑药物，如阿普唑仑、艾司唑仑等。而中医在治疗不寐时有一定的优势，杨楠教授认为中医药对于治疗失眠往往能达到意想不到的效果，且中医药在打破顽固性失眠的恶性循环方面有着天然的优势，因为中医药无论是对顽固性失眠还是焦虑或抑郁的情绪皆有良好的效果，可以双管齐下，有效逆转顽固性失眠的恶性循环。

医案一

陈某，男，44岁。

主诉：反复失眠3个月余。

现病史：患者3个月前无明显诱因出现失眠，精神欠佳，情绪低落，入睡困难，睡后易醒，多梦，自觉头重，胸闷，心烦，无腹痛，无咳嗽，无恶寒发热，胃纳欠佳，口苦，小便正常，大便每日1～2次，黏滞不爽，舌红，苔腻，脉弦滑。

既往史：无特殊。

刻下症：失眠，精神欠佳，情绪低落，入睡困难，睡后易醒，多梦，自觉头重，胸闷，心烦，间伴有恶心，口苦，口黏，舌红，苔腻，脉弦滑。查体无特殊，头颅CT检查无特殊。

西医诊断：睡眠障碍。

中医诊断：不寐（痰热扰心）。

处方：黄连温胆汤加减。

法半夏10g，陈皮10g，茯苓10g，枳实10g，黄连10g，竹茹10g，龙齿10g，珍珠母10g，磁石10g，苍术10g，郁金10g，石菖蒲10g。

7剂，水煎服，每日1剂。

二诊：患者服用中药配合经颅磁刺激治疗，诉睡眠状态好转，一晚能睡5～6个小时，但仍有心烦、焦虑不安，遇不顺心的事情易怒。于上方加山栀子10g，厚朴10g。

患者服药后，自诉睡眠时长逐渐增加，烦躁感减轻，断续服药1个月后未复发。

按语：明代徐春甫在《古今医统大全》中指出，痰火扰乱、心神不宁及思虑过伤、火炽痰郁等因素导致失眠的情况颇为常见。从病机角度分析，当痰热蕴结于中焦并侵犯胃腑时，胃气失于和降而上逆，便会引发恶心、口苦口黏等症状。同时，中焦气机升降失常，可出现腹部胀满不适、纳差等症状。

黄连温胆汤出自清代陆廷珍的《六因条辨》，该方剂是在《三因极一病证方论》温胆汤的基础上，去除生姜并加入黄连而成。此方剂的核心功效在于调气以清化痰热，通过调畅气机、和中降逆、清胆和胃，进而达到宁心安神之目的。黄连温胆汤所针对的痰证失眠具有鲜明特征，患者多表现为入睡困难、多梦、易醒或醒后难眠，同时伴有恶心、口苦口黏、脘腹胀满、头重目眩等不适，舌苔呈现白腻或黄腻之象，脉多弦滑。此类患者的发病原因，常与饮食不节、情志过极、虚劳过度密切相关，这些因素致使津气凝滞而成痰，痰郁久则化火，痰火上扰于上焦，从而扰乱心神以致失眠。

黄连温胆汤遵循和胃化湿之法，着力调畅中焦脾胃气机，依据痰热或痰湿的不同，分别采用清热豁痰或温阳化痰之策。若脾胃气机升降恢复正常，阴阳交泰得以实现，则失眠之症自然可愈。

经验提示：①黄连用量宜大，本方不能长期服用，症状缓解后应停用。②本方主治烦躁、面色红润、胸闷、焦虑不安、心慌等症。如胸闷、焦虑不安者，加栀子。③本方合用酸枣仁汤，主治神志恍惚，症见脉不滑，舌不红，多见于中老年女性。④本方加山栀子、川厚朴，主治心烦不满、卧起不安等症。

医案二

刘某，女，33岁。

主诉：失眠3年，加重3个月。

现病史：患者近3年因工作压力大，思虑多，出现入睡困难，需2～3个小时方能入睡，梦多，偶觉头晕、倦怠，少许头痛，疲乏无力，食欲不振，近3个月以来，症状日益加重，已彻夜不眠，头昏脑胀，精神不振。

既往史：无特殊。

刻下症：精神萎靡不振，入睡困难，需 2～3 个小时方能入睡，梦多，晨起头晕，倦怠无力，伴紧箍样头痛，食欲不振，二便尚调，舌质淡嫩，苔薄白，脉细。查体无特殊。

西医诊断：睡眠障碍。

中医诊断：不寐（心脾两虚）。

治法：补心脾，佐以清心火。

处方：归脾汤加减。

白术 10g，茯神 10g，黄芪 20g，远志 10g，龙眼肉 10g，炒酸枣仁 10g，党参 10g，木香 10g，珍珠母 30g（先煎），麦冬 10g，莲子心 10g，柴胡 10g，白芍 10g。

7 剂，水煎服，每日 1 剂。

二诊：患者服药后睡眠好转，一夜能睡 3～4 个小时，疲惫感好转，余症如前，舌淡嫩，苔薄白，脉沉细无力。于上方去莲子心，加连翘 15g，7 剂。

三诊：患者服药后一夜能睡 6 个小时左右，头脑较前清醒，饮食增加，二便正常，苔薄白，脉沉细。

后因工作忙碌，服汤剂不便，嘱其购买中成药归脾丸，连服月余而愈。

按语：《灵枢·营卫生会》言："血者神气也。"心主神明，而血是神志活动的物质基础，脾为后天之本，气血生化之源。归脾汤治疗不寐，正是基于此理论根基。归脾汤所主之不寐，多因思虑过度、劳伤心脾所致。《类证治裁》云："思虑伤脾，脾血亏损，经年不寐。"心脾受损，脾失健运，则气血生化不足，心血亏虚，心神失于濡养，故而不寐。归脾汤中人参、黄芪、白术等甘温之品健脾益气，以复脾之运化功能，正如《脾胃论》所强调脾胃之气在人体生命活动中的重要性，脾旺则气血有源。《医方集解》云："此手少阴、足太阴药也。血不归脾则妄行，参、术、黄芪、甘草之甘温，所以补脾；茯神、远志、枣仁、龙眼之甘温酸苦，所以补心，心者脾之母也；当归滋阴而养血，木香行气而舒脾，既以行血中之滞，又以助参芪而补气，气壮则能摄血，血自归经，而诸悉除矣。"本方原载于宋代严用和的《济生方》，但无当归、远志。至明代薛己在《内科摘要》中补入此二药，沿用至今。

归脾汤中黄芪甘温，补脾益气；龙眼肉甘平，既补脾气，又养心血，共为君药。人参、白术皆为补脾益气之要药，与黄芪相伍，补脾益气之功益著；当归补血养心；酸枣仁宁心安神，二药与龙眼肉相伍，补心血、安神志之力更强，均为臣药。佐以茯神养心安神，远志宁神益智，更佐理气醒脾之木香，与诸补气养血药相伍，可使其补而不滞。炙甘草补益心脾之气，并调和诸药，用为佐使。生姜、大枣，调和脾胃，以资化源。诸药配伍，心脾得补，气血得养，诸症自除。

杨楠教授指出，归脾汤不仅着眼于养心，更重视健脾生血。心脾同治，双管齐下，使气血充足且运行有序，为心神提供持续且稳定的滋养。如一些仅注重安神的方剂，虽能短期缓解不寐症状，但易复发，而归脾汤标本兼治，愈后巩固。同补心脾之方中，归脾汤的配伍更为精妙。其药物比例协调，君臣佐使分明，既能大补气血，又能灵动气机，避免呆滞。正如古人云："用药如用兵，贵乎精专。"归脾汤精准地针对心脾两虚之不寐病机，全面调理机体气血阴阳，使心有所养，脾有所运，神有所依，从而从根本上改善不寐状况，恢复正常睡眠节律。

医案三

薛某，女，38岁。

主诉：失眠10余年。

现病史：患者自参加工作以来，倍感压力大，初期熬夜工作为常事，靠咖啡支撑，逐渐出现该睡觉时无法正常入睡，即便入睡后也眠浅易醒，一夜醒10多次，睡眠不足4个小时，头昏沉，精力不济，昼则困，打不起精神，心烦，善忘，善怒，易哭，月经量少。

既往史：无特殊。

刻下症：眠浅易醒，一夜醒10多次，睡眠不足4个小时，头昏沉，精力不济，昼则困，打不起精神，心烦，善忘，善怒，易哭。舌偏暗红，苔薄黄，脉沉涩数。颅脑CT平扫未见异常。

西医诊断：睡眠障碍。

中医诊断：不寐（瘀血阻滞）。

处方：栀子豉汤合血府逐瘀汤加减。

栀子10g，淡豆豉10g，桔梗10g，柴胡10g，桃仁10g，红花10g，赤芍10g，丹参20g，枳壳15g，川芎5g，炙甘草5g，生地黄30g。

7剂，水煎服，每日1剂。

二诊：患者服药后睡眠质量改善，醒来次数减少，心烦、善忘善怒、易哭等症状仍未改善。于原方中将柴胡加至20g，加清半夏15g、薄荷5g（后下），续服7剂。

三诊：患者服药后情绪稳定很多，睡眠逐步改善，胃口也好了。

按语：血府逐瘀汤所针对之不寐，常因情志不遂、肝郁气滞所致，气滞则血瘀，瘀血内停于心胸，心神被扰而致不寐。心主血脉，主神明，正如《灵枢·本神》所言"心藏脉，脉舍神"。瘀血阻滞血脉，气血运行不畅，心失所养，神无所依，故而不寐。血府逐瘀汤中桃仁、红花活血化瘀，为君药，以祛瘀血之阻滞，使血脉得以通畅，气血可重新周流全身。川芎为血中气药，行血中之气，气行则血行；赤芍清热凉血，活血散瘀，二者助君药增强活血化瘀之力。牛膝引血下行，使瘀血下行而去；当归养血活血，使瘀血去而新血生；生地黄清热凉血，滋阴养血，合当归以补阴血，祛瘀而不伤正；桔梗、枳壳一升一降，宽胸行气，调畅气机，使气行则血行更畅，且有助于恢复胸部气机之升降，因胸部为心肺所居之处，气机调畅则心之功能可复；柴胡疏肝解郁，升达清阳，与桔梗、枳壳配伍，尤善理气行滞，使瘀血得化，气机得畅；甘草调和诸药。

栀子豉汤是针对胸中虚火未清之心烦而设。栀子豉汤来源于《伤寒论·辨阳明病脉证并治》，其云："阳明病，脉浮而紧，咽燥口苦，腹满而喘，发热汗出，不恶寒反恶热，身重……若下之，则胃中空虚，客气动膈，心中懊恼，舌上胎者，栀子豉汤主之。""阳明病，下之，其外有热，手足温，不结胸，心中懊恼，饥不能食，但头汗出者，栀子豉汤主之。"

杨楠教授指出，失眠患者每以情志变化为主因，又以失眠加剧而致五志之逆乱，气血之失衡，故而治疗当以调畅脏腑气血为宜，若一味强调安神则有所偏颇，而血府逐瘀汤治疗不寐的特色在于其从瘀血论治的独特视角。与常规安神或补养气血之方不同，它精准地针对瘀血这一关键病理因素。王清任在《医林改错》中强调瘀血致病的广泛性与隐匿性，血府逐瘀汤能够破除瘀血，恢复心血的正常运行与滋养功能，使心神重归安宁。对于那些久病不愈、伴有胸闷胸痛、舌紫暗或有瘀斑瘀点等瘀血症状的不寐患者而言，血府逐瘀汤往往能切中病机，通过活血化瘀、理气行滞，使气血调和，心安神宁。叠加栀子豉汤，方中栀子苦寒下降，淡豆豉辛散上升，一升一降，可以上行通利三焦水道，降中有升，淡豆豉也可以下行滋肾水，升中有降。只要身体的升降正常了，气机流动正常了，身体里面的郁火就容易散发出去，心里面没有了火，自然就会睡一个好觉。

血府逐瘀汤方中无一味安神药，却是一个治疗顽固性失眠的良方，在面对顽固性失眠、饱受情绪困扰、气滞血瘀表现明显的失眠患者时，血府逐瘀汤是一个上好的选择。现在我们难以准确揣摩王清任先生创制血府逐瘀汤时的组方思路，但经过众多医家的临床实践与总结，我们对于血府逐瘀汤的应用指征能够愈加掌握，这对临床疗效的提升是非常重要的。

医案四

刘某，男，75岁。

主诉：失眠1年。

现病史：失眠，偶有头晕、心悸。

既往史：无特殊。

刻下症：失眠，情绪烦躁不安，头晕，心悸，夜间尤甚，舌淡红，苔少，脉细。神经系统查体未见明显异常。

西医诊断：睡眠障碍。

中医诊断：不寐（心肾不交）。

处方：天王补心丹加减。

酸枣仁20g，柏子仁20g，当归10g，天冬10g，麦冬10g，生地黄20g，党参20g，丹参15g，茯苓20g，五味子10g，制远志10g，桔梗10g。

7剂，水煎服，每日1剂。

二诊：患者服药5剂后睡眠较前改善，服药7剂后头晕、心悸症状也减轻，但心情仍烦躁不安。于上方加灯心草10g。

患者服药后，诸症基本缓解。

按语：天王补心丹所主不寐，多因忧愁思虑太过，暗耗阴血，心肾阴虚，虚火上炎，扰及心神所致。正如《景岳全书·不寐》所言"无邪而不寐者，必营气之不足也。营主血，血虚则无以养心，心虚则神不守舍"。方中重用生地黄，滋阴养血，补肾水以制心火，此乃遵循"壮水之主，以制阳光"之旨，为君药。天冬、麦冬滋阴清热，助生地黄之力；当归、丹参补血养心，使心血得充，以养心神；党参、茯苓益气健脾，宁心安神，脾健则气血生化有源，可助心血之生成，所谓"后天养先天"；桔梗、远志、五味子、柏子仁、酸枣仁，滋阴降火，养心安神，交通心肾。诸药合用，共奏滋阴清热、养血安神之功。

杨楠教授指出，天王补心丹重在滋阴降火，于阴中求阳，使阴阳平衡。其并非单纯安神，而是从滋养心肾之阴入手，以补为泻，补阴以制火，使虚火降而心神宁。相较于仅补心血之剂，此药兼顾心肾，心肾相交，水火既济，《慎斋遗书》云："欲补心者须实肾，使肾得升；欲补肾者须宁心，使心得降。"通过滋补肾阴，上济心火，使心肾之间的生理功能恢复正常，从根本上解决因心肾阴虚、虚火扰神导致的不寐问题。二诊时加灯心草，灯心草味甘、淡，性微寒，归心、肺、小肠经，有利水通淋、清心降火的作用，主要用于治疗水肿、小便不利、尿少涩痛、湿热黄疸、心烦不寐、小儿夜啼、喉痹、口舌生疮等症。灯心草能作用于人的中枢神经系统，对日常生活中的烦躁、面色苍白、食欲不振等症状有明显的调理作用。

医案五

梁某，女，56岁。

主诉：眠差5年，因家庭琐事忧愁思虑后失眠加重2周。

现病史：患者已绝经4年，精神疲倦，眉头深锁，面色暗黄，双颧部黄褐斑满布，双眼圈黯黑，自诉失眠反复困扰5年，入睡困难且眠浅易醒，伴心悸心慌、健忘、手足心热、口干、口舌生疮、大便干结难解，舌红少苔，脉细数。

西医诊断：更年期综合征、睡眠障碍。

中医诊断：不寐（阴虚内热）。

治法：滋阴清热，养血安神。

处方：天王补心丹加减。

党参15g，玄参15g，麦冬30g，天冬30g，当归10g，丹参10g，炙甘草10g，生地黄20g，柏子仁10g，五味子10g，桔梗15g，盐菟丝子10g，黄连5g，酸枣仁20g，制远志10g，茯神30g，知母10g，川芎5g，煅磁石30g（先煎）。

7剂，水煎服，每日1剂。

二诊：患者服药5剂后，睡眠开始转佳，心烦除，五心烦热减轻，嘱放松心情，嘱避免饮用如浓茶、咖啡、奶茶之品，睡前热水泡脚，调整心态，减少精神负担，守前方14剂。

三诊：患者睡眠较前大有改善，可入睡，每晚能维持4～5个小时睡眠，但仍易醒，心悸减轻，口干、口舌生疮改善，余暂无特殊不适，舌仍偏红，少量黄苔，脉细。于上方加夜交藤15g、牡蛎20g（先煎）、龙骨20g（先煎），麦冬、天冬减量至15g。14剂。

四诊：患者睡眠明显改善，舌淡红，苔薄白，脉细，自诉白天精力好转，双颧部黄褐斑明显消退，黑眼圈改善，但偶有易醒，醒后平静情绪后可继续入睡，守原方继续巩固调理，继续随访。

按语：本案患者，因忧愁思虑太过，暗耗心肾阴血，以致心肾两亏，阴亏血少，虚火内扰所致心失所养，故失眠、心悸、神疲健忘；阴血不足无法充养肌肤，致面色暗黄，双颧黄褐斑满布；阴虚则机体内易生热，其虚火在内扰乱机体水火平衡，故手足心发热、口舌生疮、大便干结；舌红少苔，脉细数，以上均是阴虚内热之证。治当滋阴清热，养血安神。本案患者使用天王补心丹进行加减治疗，活用成汤剂，以生地黄之甘寒，入心养血，入肾滋阴，以之养血、滋阴，起壮水以制虚火之效，为君药。天冬、麦冬滋阴清热，酸枣仁、柏子仁养心安神，当归补血润燥，共助生地黄滋阴补血，养心安神，俱为臣药。茯神、远志养心安神；党参补气安神益智；五味子酸以收敛耗散之心气；丹参清心活血助生心血；菟丝子补肾养肝，善滋阴液，配伍玄参，补肾阴而不燥；黄连入心泻火，镇肝凉血；知母清心凉血除烦；少量川芎以养血行血，调肝安神，令补血而不滞；煅磁石替代朱砂起安神定惊之用，以上共为佐药。桔梗如舟载药上行，以令药力缓留于心经，为使药。综合全方，共奏滋阴养血、补心安神之功。本方配伍重在补血，血能养心，阴承火降，方可安眠。

杨楠教授认为心主血，心神要靠血来滋养，心血不足如池塘的水少了，里面的鱼就待不住，会乱跳，相应的人就心慌、心烦、心悸、睡眠不安稳，而心藏神，如百鸟夜间归巢，心神要回家，家就是心血心阴，心血心阴少了，心神赖以生存的"房子"变窄变小，心神回不了家，就四处溜达，睡不着，失眠烦躁，坐卧不安，所以上养心血，下滋肾阴，壮水以制虚火，让"房子"变大，神有所藏，人就踏实了。

我们反复讨论天王补心丹，这张耳熟能详的方子实在乏善可陈，但方是否有价值，在于有多少人需要它，受年龄、心理因素和社会因素的影响，到了一定年龄，尤其女性，其阴血不足、虚热内扰的情况是多见的，这在失眠、健忘等病证中，是一种非常重要的证型，而且慢性病收效比较慢，需要医患配合，坚持服药，需要双方耐心磨合。这个老方子，就如老酒，你越是反复品尝，越能体会它的价值，体会到绵绵醇香背后的意义。

医案六

邓某，男，55岁。

主诉：失眠1个月，加重3天。

现病史：患者近1个月来反复失眠，多梦易醒，头晕，呈昏沉感，3天前患者与家人闹矛盾后失眠加重，情绪低落，纳少，眠差，小便调，大便溏结不调。

既往史：无特殊。

刻下症：失眠，情绪低落，多梦易醒，头晕，呈昏沉感，形体消瘦，面色欠荣润，舌淡，苔薄白，脉弦细。

西医诊断：睡眠障碍。

中医诊断：不寐（肝郁脾虚）。

处方：逍遥散加减。

当归10g，白芍10g，柴胡10g，茯苓10g，白术10g，炙甘草5g，生姜10g，大枣10g，合欢皮10g，酸枣仁10g。

二诊：患者服用7剂后，情绪较前转佳，睡眠质量仍不佳。效不更方，继服7剂。

患者服上方并配合经颅磁刺激治疗，睡眠明显改善。

按语：《素问·举痛论》云："百病生于气也。"情志失调在不寐的发病中占据重要地位，而逍遥散所治之不寐，常因情志不舒、肝气郁结而起。肝主疏泄，性喜条达而恶抑郁，正如《血证论》所言"肝属木，木气冲和条达，不致遏郁，则血脉得畅"。若肝气郁结，疏泄失常，则气机不畅，气郁化火，或横逆犯脾，影响脾之运化，致气血生化不足，心神失于濡养。逍遥散中柴胡疏肝解郁，使肝气得以条达，此乃遵循"木郁达之"之理，为君药。当归、白芍养血柔肝，肝体阴而用阳，养血可柔肝体，助柴胡疏肝而不伤肝阴，二者共为臣药。白术、茯苓健脾益气，脾健则运化有权，气血生化有源，可补肝血之不足，且能防木旺乘土，此即"见肝之病，知肝传脾，当先实脾"的体现。生姜降逆和中，且能辛散达郁，助柴胡疏肝解郁。炙甘草调和诸药，兼能益气补中。从六经的角度来分析，逍遥散属于厥阴病、少阳太阴合病的范畴。从临床应用的角度来看，逍遥散可广泛用于治疗厥阴病，厥阴病是指由肝郁脾虚等因素导致的病理状态，逍遥散可通过疏肝解郁、调和气血的作用调理患者的身体状况。

杨楠教授指出，本案患者肝气郁结，气盛则化为火，火灼肝阴，致气郁热结，阴血随之匮乏。气血乃阴阳之本，气血失衡，则阴阳错乱，心肝血燥，神魂难安，失眠少寐之症自然而生。逍遥散治疗不寐，与单纯安神之方不同，它着重于调畅情志、疏解肝郁，从根源上调整人体气机。并非直接宁心安神，而是通过恢复肝之疏泄功能，使气血调和，心神自安。对于因情志因素导致的不寐，如伴有情绪抑郁或急躁、胁肋胀痛、胸闷嗳气、不思饮食等肝郁脾虚症状的患者，逍遥散能切中病机，以其疏肝健脾、养血调经之效，使肝郁得解，脾虚得补，气血流畅，阴阳平衡恢复，从而改善不寐症状。

医案七

许某，女，34岁。

主诉：失眠2年余。

现病史：因工作压力骤增，时常焦虑，渐至夜间难以安睡。每晚仅能睡2～3个小时，且睡眠浅，稍有动静即醒，醒后心烦意乱，难以再次入睡。同时，常自觉心中悸动不安，记忆力明显减退，精神萎靡，腰膝酸软，咽干口燥，盗汗。

既往史：无特殊。

刻下症：入睡困难，多梦，早醒，心烦，手足心烦热。血压132/80mmHg。舌红，少苔，脉弦细。

西医诊断：失眠。

中医诊断：不寐（肝血不足，虚热内扰）。

处方：酸枣仁汤加减。

酸枣仁15g，茯苓10g，知母10g，川芎10g，甘草5g。

7剂，水煎服，每日1剂。

二诊：患者诉入睡困难稍有改善，将前方酸枣仁加至30g。

三诊：患者诉多梦早醒情况好转，无手足心烦热，效果满意。

按语：《金匮要略·血痹虚劳病脉证并治》云："虚劳虚烦不得眠，酸枣汤主之。"此为酸枣仁汤治疗不寐之经典依据。其病机多为肝血不足，虚热内扰，心神不安。肝藏血，血舍魂，正如《灵枢·本神》所言"肝藏血，血舍魂，肝气虚则恐，实则怒"。肝血亏虚，则魂不守舍，加之虚热内生，上扰心神，故而不寐。酸枣仁汤中重用酸枣仁为君，其味酸，入肝经，能养血补肝，宁心安神，恰如《名医别录》所云"酸枣……主治烦心不得眠，脐上下痛，血转，久泄，虚汗，烦渴，补中，益肝气，坚筋骨，助阴气，令人肥健"。川芎辛温，调畅气机，疏达肝气，为臣药，与酸枣仁相伍，补肝体而助肝用，且可使酸枣仁补而不滞。茯苓宁心安神，知母滋阴清热，二者佐助君药，清热除烦，宁心安神。甘草和中缓急，调和诸药，为使药。

杨楠教授认为，酸枣仁汤主要用于治疗肝血不足、虚热内扰所致的虚烦不眠证。以烦躁、失眠、心悸、心慌、头晕目眩、咽干口燥、舌红、脉细数等症状为主，其侧重滋养肝血以宁神，以补为主，补中有清，通过补肝血、清虚热的协同作用，使心神得以安宁。区别于一般清热泻火之剂，其清热之力温和，针对虚热而设，旨在调和肝之阴阳，而非大寒直折。对于因长期劳神、久病耗血或情志不遂等致肝血不足、虚热内扰而出现失眠、心悸、头晕目眩、咽干口燥、舌红、脉弦细等症的患者，酸枣仁汤精准施治。它从肝血与虚热的关系入手，遵循中医"治病求本"之理念，通过调理肝脏功能，恢复肝血之濡养与心神之宁静。另外，酸枣仁汤中，酸枣仁的用量一定要大。著名老中医刘惠民认为，用药之巧在于量，他在临床上运用酸枣仁，一般成人一次用30g以上，甚至可达75~90g。本案患者初诊时酸枣仁15g即起效，二诊时加至30g，效果显著。

医案八

王某，男，54岁。

主诉：失眠2个月。

现病史：患者近2个月来饱受失眠困扰，每晚需至凌晨两三点方能入睡，且睡眠极浅，稍有声响便会惊醒，醒后难以再次入眠，白天则感头昏脑胀，胸闷脘痞，口中黏腻，食欲不振。

既往史：高血压病史3年，服用硝苯地平控释片1粒，日1次，血压基线在130~140mmHg/89~90mmHg。

刻下症：入睡困难，醒时口苦，但不口渴，白日感头昏脑胀，胸闷脘痞，口中黏腻，痰多，食少，食后嗳气，多食则吐，舌苔白腻，脉滑。血压134/88mmHg。

西医诊断：睡眠障碍，高血压。

中医诊断：不寐（痰浊内阻）。

处方：半夏秫米汤合二陈汤加味。

半夏15g，夏枯草10g，百合30g，酸枣仁10g，紫苏叶10g，酸枣仁15g，甘草10g，煅龙骨10g（先煎），煅牡蛎10g（先煎），高粱米50g，陈皮10g，茯苓15g。

7剂，水煎服，每日1剂。

患者服用3剂后，口中黏腻感减轻，睡眠稍有改善，可提前半小时左右入睡。续服7剂，睡眠深度增加，夜间醒来次数减少，头昏脑胀、胸闷脘痞等症亦有缓解。再服10剂后，睡眠基本恢复正常，每晚可睡6~7个小时，精神状态明显好转，饮食亦恢复正常。后随访半个月，未再复发。

按语：半夏秫米汤出自《灵枢·邪客》，其云："（目不瞑）治之奈何？伯高曰：补其不足，泻其有余，调其虚实，以通其道而去其邪；饮以半夏汤一剂，阴阳已通，其卧立至……此所谓决渎壅塞，经络大通，阴阳得和者也。"该方主要用于治疗痰饮内阻、胃气不和之夜不得卧，症见舌苔白腻、舌质淡暗、脉弦滑者。历代医家用此方效佳，遂将其推为"治疗失眠第一方"。脾胃居中焦，为后天之本，气血生化之源，亦为气机升降之枢纽。若饮食不节，过食肥甘厚味、生冷辛辣，或劳逸失调，损伤脾胃，则运化失职，水湿停聚，凝而成痰。痰浊中阻，胃气失于和降，上逆犯于心神，致心神不安，发为不寐。《丹溪心法·中湿》言："脾胃受湿，沉困无力，怠惰嗜卧。"虽言嗜卧，然脾胃失和致神乱不眠，其理相通。

方中半夏辛温，性燥，功擅燥湿化痰，降逆和胃。其可燥脾湿以杜生痰之源，降胃气以止上逆之扰，使中焦脾胃气机得畅，犹如浚通河道之关键枢纽，令水湿痰浊顺势而下，为君药。秫米甘微寒，和胃安神，于半夏燥烈之中，佐以柔润，既助半夏和胃之功，又可滋养脾胃之阴，使脾胃调和，心神得安，为臣药。二者配伍，一温一寒，一燥一润，一降一和，共奏化痰和胃、安神助眠之效。杨楠教授认为，半夏秫米汤着眼于脾胃，从调理中焦入手。不直接针对心神而宁心，却通过恢复脾胃功能，使痰浊得化，胃气和降，以达治胃而安卧之目的。此乃治病求本之体现，遵循中医整体观念，强调人体脏腑经络之相互关联。

第七章　腰痛

　　腰痛一证，于中医典籍中早有详述，其病因病机复杂多样，诊疗亦颇具章法。中医学认为，气血、经络与脏腑功能的失调和腰痛的发生有密切关系，腰为肾之府，故本病与肾的关系最为密切。《素问·脉要精微论》云："腰者肾之府，转摇不能，肾将惫矣。"点明了腰与肾在生理上的紧密联系，故肾脏亏虚常为腰痛之重要缘由。肾藏精，主骨生髓，腰为肾之府，若肾精不足，腰脊失于濡养，或肾阳亏虚，不能温煦腰府，皆可致腰痛。正如《诸病源候论·腰背病诸候》所言"肾经虚损，风冷乘之，故腰痛也"。

　　然腰痛之因，非独肾也。感受外邪亦为常见病因，其中寒湿之邪尤为多见，《素问·气交变大论》曰："岁火不及，寒乃大行……腰背相引而痛，甚则屈不能伸，髋髀如别。"《金匮要略·五脏风寒积聚病脉证并治》曰："身劳汗出，衣一作表。里冷湿，久久得之，腰以下冷痛，腹重如带五千钱。"寒湿之邪侵袭腰部，痹阻经络，气血运行不畅，不通则痛，其痛多表现为冷痛重着，转侧不利，遇寒加重，得温则缓。湿热之邪亦能犯腰，或因外感湿热时邪，或因内生湿热，蕴结于腰部经络，湿性黏滞，热邪灼络，致腰部热痛，暑湿阴雨天加重，活动后或可稍减。再者，跌仆闪挫等外伤因素可致腰部经络气血阻滞，瘀血停留，发为腰痛。诚如《医宗金鉴》所言"或因跌扑闪失，以致骨缝开错，气血郁滞，为肿为痛"。其痛如刺，痛有定处，按之痛甚，轻者俯仰不便，重者不能转侧。

　　腰痛分虚实两个方面，虚证因精髓亏损而致，实证因寒湿之邪侵袭而致。腰痛病因有三：一为感受风寒，或坐卧湿地，风寒水湿之邪浸渍经络，经络之气阻滞而发病；二为跌仆闪挫，积累陈伤，经筋、络脉受损，瘀血凝滞所致；三为正气亏虚，肝肾不足。

就病机而言，总属经络气血阻滞或肾精亏虚，腰府失养。病位在腰，与肾及足太阳膀胱经、督脉等密切相关。中医治疗腰痛，依辨证论治之则，常见证型有气滞血瘀证、寒湿阻络证、湿热阻络证、肝肾亏虚证、气虚血瘀证，治疗原则多以疏通经络、调和气血为主，使腰部经络通畅，气血调和，肾府得安，腰痛自除。

医案一

谢某，女，23岁。

主诉：腰骶痛1年。

现病史：初起时因劳累过度，自觉腰部酸胀不适，未予重视，后逐渐加重，每遇寒冷天气或长时间站立、行走则疼痛加剧，腰部冷痛重着，如坐水中，转侧不利，且伴有下肢轻度浮肿，尿频而清长，夜尿增多，神疲乏力，面色晦暗。

既往史：无特殊。

刻下症：腰骶痛，膝盖怕冷，疲乏，犯困，下肢轻度浮肿，口干，眠差，多梦，本次月经已推迟1周，尿频，舌淡胖，苔白微腻，脉细。查体正常，辅助检查无异常。

西医诊断：腰痛。

中医诊断：腰痛（肾虚夹湿）。

处方：肾气丸加减。

生地黄15g，山茱萸15g，山药15g，牡丹皮10g，泽泻20g，茯苓15g，广藿香15g，姜厚朴10g，法半夏10g，黄芩10g，独活15g，桑寄生15g，川牛膝15g，续断15g，杜仲10g，附子10g（先煎）。

6剂，水煎服，每日1剂。

配合毫火针治疗。

患者服用7剂后，腰痛明显减轻，膝部冷感有所缓解，下肢浮肿亦见消退。续服14剂，腰痛大减，转侧较前灵活，尿频、夜尿等症显著改善，精神渐佳，面色稍润。原方去附子，再服21剂，以巩固疗效。

按语：腰痛之疾，证型有别，肾气丸于肾虚腰痛之疗，蕴含深刻的中医理法。《素问·脉要精微论》云："腰者肾之府，转摇不能，肾将惫矣。"明确指出了腰与肾关系紧密，肾虚易致腰痛。肾气丸所主腰痛，多为肾阳亏虚所致。肾居下焦，内寓真阴真阳，肾阳为人体阳气之根本，具有温煦、推动等作用。若肾阳不足，腰府失于温煦，犹如大地失于暖阳，虚寒内生，则腰部绵绵作痛，喜温喜按，遇劳更甚。且肾阳亏虚，可致肾之封藏、气化功能失常，影响水液代谢与生殖机能等。《景岳全书·腰痛》言："腰痛之虚证，十居八九，但察其既无表邪，又无湿热，而或以年衰，或以劳苦，或以酒色斫丧，或七情忧郁所致者，则悉属真阴虚证。"虽言阴虚，然肾阳不足亦为腰痛虚证重要因素。

方中附子大辛大热，入肾经，温补肾阳，鼓舞肾气，犹如离照当空，驱散阴霾，为君药。干地黄滋阴补肾，山茱萸补肝益肾，山药健脾益阴，此三味于阴中求阳，使阳有所化，且滋补肾之阴精，以资肾阳生化之源，为臣药。泽泻利水渗湿，茯苓健脾渗湿，牡丹皮清泄肝火，三药合用，一则可防滋阴药物之滋腻碍脾，二则寓泻于补，使补而不滞，为佐药。诸药合用，共奏温补肾阳之功，使肾阳得复，腰府得温，经络气血通畅，腰痛自除。

杨楠教授认为，提到补肾，人们都会想起医圣张仲景的千古名方金匮肾气丸，此方为张仲景治疗肾阴阳两虚之证而设，肾气丸着眼于肾阳之根本，以补为主，从根源上改善腰部虚寒状态，相较于一般补肾阴之剂，其重点在温补肾阳，通过阴阳互根之理，阴中求阳，使肾阳得以振奋，阳气足则能温煦腰脊，腰脊得养，故腰痛可愈。肾司二便。肾阳虚会导致尿频，因为膀胱的气化功能不足，喝进去的水没有被气化，自然就会变成尿液排出去，这样的尿频特点是小便清长，每次尿液挺多。遇冷加重，冬天加重，肾气丸可以强壮肾气，同时改善尿频症状。

医案二

徐某，男，54岁。

主诉：腰痛2天。

现病史：患者2天前上午搬重物时扭伤腰部，当时未予重视，下午则疼痛难忍，伛偻而行，转侧艰难，纳眠可，二便调。

既往史：长期有腰痛病史。

刻下症：腰部左侧疼痛剧烈，呈刺痛感，痛处固定，不能挺直腰部，俯仰转侧困难，局部肌肉紧张，压痛明显，舌紫暗，苔薄白，脉弦涩。辅助检查无异常。

西医诊断：急性腰扭伤。

中医诊断：腰痛（瘀血阻络）。

处方：身痛逐瘀汤加减。

桃仁10g，红花10g，当归10g，川芎10g，赤芍10g，秦艽20g，牛膝10g，香附10g，地龙15g，枳壳10g，没药5g，五灵脂10g，甘草5g。

患者服用3剂后，腰部疼痛明显减轻，可缓慢进行小幅度活动。原方加续断10g、桑寄生12g以强腰健肾，巩固疗效。续服5剂后，腰部疼痛基本消失，活动自如，仅在劳累后稍有酸胀感。后嘱其注意腰部休息与正确的用力姿势，避免再次损伤。

按语：身痛逐瘀汤所主腰痛，多因外伤跌仆、劳损过度，致腰部经络气血阻滞，瘀血停着。腰为肾之府，亦为诸经气血循行之要道，一旦瘀血内生，经络痹阻，不通则痛，其痛如刺，痛有定处，按之痛甚，转侧不利，每于夜间或阴雨天加重，此正合"瘀血腰痛"之特征。

方中秦艽味辛、苦，性平，功善祛风除湿、通络止痛，为风药中之润剂，可除经络之风湿；川芎辛温香窜，为血中气药，能活血行气，祛风止痛，二者共为君药，以达活血通络、祛风除湿之效。当归、赤芍养血活血，化瘀消肿止痛，为臣药，助君药增强祛瘀之力。五灵脂、桃仁、没药、红花四味中药起到行血活血化瘀的作用，五灵脂味甘，性温，通利血脉，散瘀止痛，金元四大家之一的朱丹溪认为此药治疗血气刺痛效果甚佳；桃仁、红花活血化瘀止痛；没药善化瘀血且具理血之功，能推陈致新，又有补益之妙。香附、牛膝、地龙理气活血，通经止痛，其中香附疏肝理气，气行则血行，为血中气药，其气平而不寒，香而能窜，所以善通行十二经气分，具有理气解郁止痛之功；牛膝补肝肾，强腰膝，且可通经，通利关节，引血下行，走而能补，性善下行，所以下肢疼痛常用此药引领诸药下行，以治疗下部疾患；地龙性善走窜，通经活络，可畅达经络气血，共为佐药。甘草调和诸药，为使药。

杨楠教授认为，身痛逐瘀汤治疗瘀血痹阻经络证，对于因瘀血阻滞经络所引发的各种病证能够发挥良好的调理和治疗作用。专注于活血化瘀，直击瘀血腰痛之病机核心，迅速疏解腰部瘀血阻滞之态，使经络通畅，气血得以正常运行，腰痛自缓。不同于一般祛风除湿之剂，其在除湿的同时，更强调化解瘀血，将瘀血作为关键靶点，以活血为先导，辅以理气通络，使瘀祛络通，新血得生，疼痛得消。

医案三

吴某，女，70岁。

主诉：腰痛3天。

现病史：患者3天前于户外劳作时淋雨，归家后便觉腰部不适。初始仅为轻微酸胀，未在意，然次日晨起，腰部疼痛骤剧。其痛状如腰部被寒冰冻住，拘紧挛急，且痛感沿脊背延展，致身躯扭转、俯仰皆艰困不堪，兼之轻微畏寒，却无发热之象，得热则舒，自服感冒药无效。

既往史：慢性胃炎、腰椎间盘突出症。

刻下症：腰痛，腰部畏寒，精神稍显困顿，舌淡白，苔白，脉沉紧涩滞。

西医诊断：腰痛，胃炎。

中医诊断：腰痛（寒湿侵袭）。

处方：麻黄细辛附子汤加减。

麻黄15g，附子10g，细辛5g，白术10g，牛膝10g，桑寄生15g。

患者依方服用3剂后复诊，自述腰部冷痛显著缓解，拘挛之感大减，畏寒之症亦消，腰部活动范围明显拓宽，灵活度显著提升。效不更方，原方续服5剂。诸症几近全消，仅于过度劳顿之后，腰部偶感一丝酸胀。后以右归丸口服，持续调养月余，以资巩固。随访2个月，腰痛之疾未再反复。

按语：《素问·刺腰痛》云："足太阳脉令人腰痛，引项脊尻背如重状。"提示太阳经气不利可引发腰痛，而麻黄细辛附子汤所主腰痛，常与肾阳不足兼感寒邪，致太阳少阴两经同病相关。肾与膀胱相表里，足太阳膀胱经行于腰部，肾阳为一身阳气之根本。若肾阳素虚，卫外不固，寒邪易乘虚侵袭。寒邪既犯太阳之表，又伤少阴之里。正如《伤寒论·辨少阴病脉证并治》所言"少阴病，始得之，反发热，脉沉者，麻黄细辛附子汤主之"。此虽非专论腰痛，然其理可通。

方中麻黄辛温，发汗解表，宣通太阳经气，使寒邪从表而解，其性轻扬，可开腠理，驱寒邪于外，为君药。附子大辛大热，温补肾阳，振奋少阴之阳气，补命门之火，以助阳气之生发，为臣药。细辛辛温走窜，既能助麻黄解表散寒，又可协附子温里助阳，通彻表里，为佐药。三者合用，使太阳经气得以宣畅，少阴肾阳得以温煦，表里双解，寒邪尽去。

杨楠教授认为，麻黄细辛附子汤既祛在表之寒邪，又温少阴之肾阳，标本同治。对于因肾阳不足，复感寒邪，出现腰部冷痛、拘挛，伴恶寒、发热、脉沉等症之腰痛患者，麻黄细辛附子汤恰中病机。此汤体现了中医在腰痛治疗中对六经辨证的灵活运用，精准把握表里同病之关键，从整体出发，调整人体阴阳平衡，恢复太阳、少阴二经之正常功能，使腰部经络气血得以正常运行，寒邪消散，疼痛自止。

医案四

蔡某，女，44岁。

主诉：反复腰痛4年。

现病史：患者4年来每值经期则腰痛，不堪忍受，且牵掣双侧少腹，伴见胸胁部胀满不舒，情志抑郁烦闷，常无端叹息，口苦咽干，月经量少而色泽暗沉，经行涩滞不畅。

既往史：无特殊。

刻下症：腰痛，暴躁，口苦口干，舌尖边红赤，苔薄白，脉弦细。

西医诊断：腰痛。

中医诊断：腰痛（肝郁气滞）。

处方：小柴胡汤加味。

柴胡10g，黄芩10g，半夏10g，生姜10g，党参10g，大枣5枚，炙甘草5g，香附10g，益母草10g。

嘱患者于下次经前7日服用，日进1剂。持续服用3个月经周期后，该患者经期腰痛显著减轻，胸胁胀满、口苦咽干等症亦得舒缓，月经量及色泽皆趋正常。

按语：《素问·上古天真论》载："女子……二七而天癸至，任脉通，太冲脉盛，月事以时下。"当月经来临，气血如川流归注血海，周身气血遂呈相对匮乏之态，此际脏腑机能易陷失衡之境。倘若素体肝郁，值经期气血迁变之时，病发之机更趋昭然。肝主疏泄，性喜畅达条顺。经期阴血趋下灌注，肝血相对亏耗，肝气遂易郁遏结滞。正如《金匮要略·妇人杂病脉证并治》所云"妇人之病，因虚、积冷、结气，为诸经水断绝"。肝郁则气机滞塞，气滞必致血行瘀阻，经络痹阻不通，故而腰痛随经期而作。

小柴胡汤以柴胡为君药，其气轻清上扬，擅疏少阳经之瘀滞，使肝郁得舒，气机畅行无碍，此正合《伤寒论》之述"少阳之为病，口苦，咽干，目眩也"。柴胡可解少阳半表半里之困厄，令气机升降复归有序。黄芩味苦，性寒，善清泄少阳之热邪，与柴胡相伍，一散一泄，共解少阳之疾。半夏降逆和胃，生姜温中和胃止呕，二者协力助脾胃气机升降合宜。党参、大枣、甘草益气健脾，一则补益脾胃之气，令气血生化有源；二则防范柴胡、黄芩苦寒之性伤胃，且于经期能补气血之虚损。如此兼顾调理气机，疏解肝郁，使气血周流恢复常态，自根源处消解腰痛症结。相较于补肾养血之类药剂，其聚焦经期气血变化与肝郁之关联，借和解少阳、调和肝脾之功，令周身气机调达顺畅，腰府经络得以气血濡润滋养而痛自止。

杨楠教授认为，肝郁气滞证是肝主疏泄功能异常，疏泄不及而致气机瘀滞。多由情志不遂，或突然受到精神刺激，或是因病邪侵扰，阻遏肝脉，致使肝气失于疏泄、条达所致。肝郁气滞常表现为情志抑郁，善太息，妇女可见乳房胀痛、月经不调、脉弦等症状。腰痛和肝之间也有密切的关系，中医理论认为，肝和胆互为表里，肝经和胆经循行于体侧和腰间，若肝郁气滞，引发肝经不畅，进而可引发肝胆失调，亦会引发腰痛，具体表现为肝郁日久，引发肝条达之能失常，使得气滞于中，气血不行，瘀滞于痛处，形成痛证。应用柴胡剂，以疏肝之法应对，和解少阳，使肝得疏泄，气得通畅，则不痛。

医案五

李某，男，64岁。

主诉：反复腰痛伴右下肢放射痛7年余，加重3天。

现病史：患者于7年余前受凉后晨起出现腰痛，伴右下肢放射痛，劳累后加重，热敷或者休息后可缓解，无发热，无进行性消瘦，夜间痛甚，无午后潮热、盗汗，天气变化异常时腰痛加重，曾多次到我院就诊，行腰椎CT提示L4/5椎间盘突出，经住院治疗，症状缓解出院，但腰痛反复发作，3天前再次出现上述症状。

刻下症：患者精神可，腰痛，冷痛，伴右下肢放射痛，劳累后加重，热敷或休息后可缓解，胃纳稍差，小便疼痛，轻度尿频尿急，大便偏烂，舌质淡红，苔白厚，脉沉紧。

既往史：肾囊肿。

西医诊断：腰肌劳损，腰椎间盘突出症。

中医诊断：腰痛（寒湿腰痛）。

治法：散寒除湿，温经通络。

处方：肾着汤合麻黄细辛附子汤。

干姜10g，茯苓15g，白术10g，狗脊15g，杜仲20g，甘草10g，制附子10g（先煎），麻黄10g，细辛6g。

7剂，水煎服，每日1剂。

二诊：患者诉腰痛减轻，尿急、尿频明显好转，可转侧、翻身。于上方将附子加至15g，麻黄加至15g，继服7剂。

三诊：患者腰痛减轻，无夜间疼痛，下肢疼痛缓解，无其他特殊不适。

按语：患者素有寒湿腰痛病史，久则阳虚寒凝，致使瘀血与寒湿之邪互结痹着腰部，经络气血阻滞不通而致疼痛不适。寒湿之邪不仅伤阳痹阻经络，还可致阳郁气机失畅，气化不行而小便不利。《素问·灵兰秘典论》曰："膀胱者，州都之官，津液藏焉，气化则能出矣。"小便由膀胱所司，赖肾、肝、脾、肺、三焦之气机转化而正常排出为溺，故太阴少阴阳虚、阳郁、湿滞皆可影响脏腑气化功能。证属太阴、少阴寒盛湿阻，瘀血痹阻经络，脏腑气机不畅。因腰痛为主要矛盾，故主以肾着汤温中祛寒，除湿通痹。合以麻黄细辛附子汤温通阳气，散寒通络。

杨楠教授认为，肾着汤中的药物主要是治疗太阴中焦寒湿之证的，而肾属少阴，腰为肾之外府，"着"指中焦寒湿下着于肾，肾受寒湿之邪所伤，就会出现腰及腰以下冷痛的症状。张仲景把方中干姜和茯苓的量用到了白术和甘草的两倍，很多医家在临床中也体会到这样的配伍比例是有道理的，干姜和茯苓的量要用足才有效果。在临床中，凡遇到寒湿导致的腰痛都会用此方来打底，再加上一些强筋壮骨的中药，如狗脊、杜仲、续断、骨碎补等来增强药效。本案患者使用肾着汤起健脾除湿之效，麻黄细辛附子汤起祛风、止痛、通络、温阳之效，两方合用准确对应"痹证"之因，故收效良好。

医案六

孙某，54岁，公务员。

主诉：再发腰痛5天。

现病史：常年腰痛，右侧腰部明显，伴腰部酸软，容易疲乏，受寒受风加重，热敷可缓解，在当地行针灸理疗稍好转，但仍反复，起病以来患者胃纳一般，睡眠一般，大小便正常。

刻下症：腰痛5天，腰部如折，不可转侧，扶杖缓行，小腹胀，伴腰部酸软，自觉疲乏，舌淡红，苔薄白，脉沉弦。

中医诊断：腰痛（肝肾两虚，气血不足）。

治法：补益肝肾，活血止痛。

处方：独活寄生汤加减。

独活10g，桑寄生30g，防风10g，秦艽10g，当归5g，杜仲10g，生地黄15g，巴戟天10g，黄柏15g，牛膝10g，全蝎3g，威灵仙10g，海风藤30g。

7剂，水煎服，每日1剂。

二诊：患者服药后腰痛逐日减轻，腰酸微痛，仍有乏力，舌苔淡，脉沉。为余邪未尽，肾气已亏。治宜补肾壮腰，祛风渗湿，加桑寄生、狗脊各15g。

患者腰痛减轻，腰部酸软好转，精神好转，嘱其守方治疗14天后复诊。患者诉诸症基本缓解。

按语：独活寄生汤出自《备急千金要方》，其云："治腰背痛独活寄生汤。夫腰背痛者，皆由肾气虚弱，卧冷湿地当风所得也，不时速治，喜流入脚膝，为偏枯冷痹缓弱疼重，或腰痛挛脚重痹，宜急服此方。"其组成剂量为独活三两，寄生、杜仲、牛膝、细辛、秦艽、茯苓、桂心、防风、川芎、人参、甘草、当归、芍药、干地黄各二两。是治疗肝肾两虚，气血不足之腰痛的常用方。腰痛日久，或中老年患者，多属正虚邪实，本虚标实，治疗上以扶正与祛邪并重，应注重祛风散寒化湿治其标，又需要补益肝肾，调畅气血调其本。独活寄生汤中重用独活为君药，《神农本草经》言其能"主风寒所击"，《本草经集注》言其能"治诸贼风"，且性善下行而走腰膝。臣以细辛、防风、秦艽、桂心，细辛入少阴肾经，长于搜剔阴经之风寒湿邪，又能除经络之湿；秦艽祛风湿，舒筋络而利关节；桂心温经散寒，通利血脉；防风祛一身之风而胜湿，君臣相伍，共祛风寒湿邪。佐桑寄生、杜仲、牛膝以补益肝肾而强壮筋骨，桑寄生祛风湿，牛膝活血通利筋脉。当归、川芎、地黄、白芍养血和血，人参、茯苓、甘草健脾益气，以补气血不足之征。白芍与甘草相合为芍药甘草汤，柔肝缓急，以助舒筋。四物汤养血活血，寓"治风先治血，血行风自灭"之意。甘草调和诸药，又兼为使。

杨楠教授认为，患者主要以腰痛不适为主诉，属于中医"痹证"的范畴。中医学认为"不通则痛，不荣则痛"。此外，中医认为，正虚乃腰痛之病本。腰为肾腑，与肾关系最为密切，故《素问·脉要精微论》云"腰者肾之府，转摇不能，肾将惫矣"。本案患者腰痛伴随腰部酸软和疲乏，辨证为肝肾两虚，气血不足证，主方选用独活寄生汤。独活寄生汤常用于治疗患者脏腑虚损，气血不足，又受风寒湿邪，出现日久不愈之痹证，功效是扶正气、强腰膝、止痹痛。本案患者受寒受风后加重，考虑患者同时存在阳气不足，患者病程相对时间较长，病久容易有痰瘀，因此在独活寄生汤的基础上，根据病情减去细辛、茯苓、桂心、川芎、人参等药，加入全蝎、海风藤、威灵仙、巴戟天等。二诊时，加入桑寄生、狗脊以补肾壮腰，祛风除湿。

医案七

黎某，女，57岁。
主诉：腰部胀痛，活动受限2个月余。
刻下症：腰部胀痛，活动受限，怕热，口渴，口苦，喜喝冷饮，出汗多，动则汗出，无头晕及头胀痛，无心悸、发热，无肢体麻木，无视物旋转，纳可，寐差，二便调。舌质红，苔黄腻，脉弦数。

中医诊断：腰痛（湿热腰痛）。

治法：清热除湿，通络止痛。

处方：加味三妙汤加减。

苍术10g，黄柏10g，牛膝15g，蚕沙10g，薏苡仁20g，丹参10g，通草3g，忍冬藤15g，甘草3g。

7剂，水煎服，每日1剂。

二诊：患者诉仍喜冷恶热，口苦而干，小便短黄。于上方去通草，加海桐皮、土茯苓、萆薢、海风藤各12g，服7剂。

患者服药后痛去大半，口稍苦，苔微黄，脉弦缓，续进数剂病愈。

按语：《症因脉治》云："湿热腰痛之因，或湿火之年，湿热行令，人病腰痛，长幼皆发，此因气岁而成病者。或形役阳亢，外冒湿热之邪，此人自感冒而成病者。"故本病多因感受湿热之邪或寒湿郁久，痹阻腰络，或风湿腰痛，郁久化热所致。症状为腰痛伴有灼热，或伴见下肢膝踝关节疼痛，脘腹痞闷，头身困重，口苦口黏，舌苔黄腻，脉滑数，治宜清热祛湿、通络止痛。

三妙汤中苍术芳香苦温，其性燥，兼能升阳散郁燥湿；黄柏味苦，性寒，清热燥湿，坚肾益阴；牛膝味苦、甘、酸，性平，补肝肾，强筋骨，散瘀血，引药下行。用三妙汤治疗腰痛，其奥妙主要在于用苍术升散之力配黄柏、牛膝入肾，散瘀血，补肾强腰，直达病所。佐以蚕沙、薏苡仁清热利湿，通草通利三焦使热去，忍冬藤通络舒筋骨止痛，甘草调和诸药。

医案八

关某，男，55岁。

主诉：腰痛2年余。

现病史：腰痛2年余，晨起时加重，双下肢畏冷，时有脚部挛急，头身困重，纳寐可，口干，小便黄，舌紫，苔黄腻，脉细。腰椎MRI提示腰椎管狭窄。

西医诊断：腰椎椎管狭窄症。

中医诊断：腰痛（气滞夹湿热瘀阻）。

治法：清热利湿，活血止痛。

处方：四妙散合通气散加减。

苍术8g，黄柏8g，川牛膝20g，薏苡仁20g，杜仲15g，延胡索10g，桃仁10g，木瓜15g，防己10g。

7剂，水煎服，每日1剂。

二诊：患者服药7剂后，腰痛较前减轻，双下肢畏冷有所缓解，纳寐可，二便调。于上方加当归尾10g、红花6g、秦艽10g、萆薢15g，连服14剂，水煎服。

后随访，患者病愈。

按语：本案患者以腰痛为主诉，伴见下肢畏冷，通常考虑为阳虚腰痛，此案不然。杨楠教授认为，临床上四肢末端畏冷有两种情况，一是经络阻滞，气血运行不畅，不达四肢；二是气血之源匮乏，脾胃生化失司，不荣四肢，本病属于前一种。患者头身困重，苔黄腻，口干，小便黄，属湿热困阻；湿热阻滞下焦，日久则生瘀，故见舌紫；湿热、瘀血阻滞，气血运行不达下肢，则下肢畏冷。治宜四妙散合通气散加减。本方以四妙散为主方，苍术燥湿；黄柏清热祛湿；薏苡仁利水除湿；川牛膝补肝肾，舒筋通络；木瓜助牛膝活络；防己助薏苡仁除水湿；杜仲强腰膝；延胡索专于止痛；桃仁活血理气。二诊时，患者症状明显减轻，瘀血仍存，于上方加当归尾、红花助活血，秦艽、萆薢加强祛风湿之功。

医案九

段某，男，72岁。

主诉：腰痛3个月。

现病史：患者3个月前无明显诱因突发腰痛，左侧为主，午后痛甚，伴小腹痛，早期为酸痛、热痛，现为牵扯痛，腰以下、腿以上疼痛，弯腰、翻身时疼痛难忍，活动受限，坐卧不安，坐时腰痛明显，胃脘不适，纳少，眠可，时头晕耳鸣，大便2~3日一行，尿频，夜尿多，色黄，舌红，苔黄厚，脉弦滑。

中医诊断：腰痛（肝郁脾虚，湿热蕴结）。

治法：疏肝理气，清热利湿。

处方：四逆散合三仁汤加减。

柴胡20g，枳实15g，赤芍15g，杏仁10g，薏苡仁30g，清半夏10g，滑石20g，生大黄5g，莱菔子15g。

7剂，水煎服，每日1剂。

二诊：患者服药后仍腰痛，大便3日未行，小便黄减，苔黄厚腻，脉弦滑。上方中将大黄加量至10g（后下），加金钱草50g、虎杖30g、淡豆豉10g，续服7剂。

三诊：患者服药后腰痛减，仍有小腹不适，续服上方7剂。

后随访，患者诸症均减。

按语：本案患者为老年男性，年逾七旬，脾肾渐亏，复因饮食不节，健运失常，内生湿热，痹阻经络，气血不畅，不通则痛，故见腰腿、小腹痛；湿热内蕴，运化不利，胃气失和，故见纳呆食少；肾精亏损，清窍失养，开阖失司，故见头晕耳鸣、夜尿频多；苔黄厚，脉弦滑，亦为内蕴湿热之象。辨证属肝郁脾虚，湿热内蕴。治疗当以疏肝理气、清热利湿为法，方选四逆散合三仁汤加减。以柴胡升发阳气，疏肝解郁，使邪热外泄，经气调畅；赤芍清热凉血，行瘀止痛；枳实理气解郁，泄热破结，配柴胡一升一降，配赤芍可调和气血；薏苡仁宣上利下；半夏燥湿化痰，消痞散结；滑石清热利湿凉血；生大黄、莱菔子消除积滞，通便泄热。二诊时，患者仍腰痛便秘，故增加生大黄用量，加金钱草、虎杖清利肝胆湿热，淡豆豉宣散解肌。

第八章　颤证

颤证是指由内伤积损或其他慢性病变致筋脉失荣，以头身肢体不自主地摇动、颤抖为主要临床表现的一种病证。本病老年人发病较多，男性多于女性，多呈进行性加重。随着我国进入老龄化社会，颤震患者也在增多，中医治疗本病取得了一定效果。

《素问·五常政大论》描述了其临床表现，如"其病摇动""掉眩巅疾""掉振鼓栗"。《素问·至真要大论》云"诸风掉眩，皆属于肝"，指出病变在肝。《素问·脉要精微论》云"骨者髓之府，不能久立，行则振掉，骨将惫矣"，明确了病变与"髓"有关。《内经》的论述为后世医家阐述本病奠定了理论基础。至明代，对本病的认识进一步深化，许多医家对病名、病因病机、辨证论治等方面均有较系统的论述。《证治准绳·杂病》云："颤，摇也；振，动也。筋脉约束不住，而莫能任持，风之象也……亦有头动而手足不动者……手足动而头不动也，皆木气太过而兼火之化也。"不仅指出了本病的临床特征，还概括了本病的病机为"筋脉约束不住"，病与肝木风火有关。《赤水玄珠·颤振门》认为颤证的病因病机是"木火上盛，肾阴不充，下虚上实，实为痰火，虚则肾亏"，属本虚标实、虚实夹杂之病，治疗应"清上补下"，体现了扶正祛邪、标本兼顾的治疗原则。清代《医宗己任编》则强调气血亏虚是本病的重要原因，并创造大补气血法治疗颤证。

本病为脑髓及肝、脾、肾等脏腑受损，而引起筋脉肌肉失养或失控而发生的病证，这是本病的主要病位和根本病机所在。因脑为元神之府，与心并主神机，神机出入控制四肢百骸的协调运动；肾主骨生髓，充养脑髓，伎巧出焉，即肢体的精细、协调运动由肾精充养髓海而成；脾主肌肉、四肢，为气血阴阳化生之源，肾精的充养，肝筋的滋润，肌肉的温煦，均靠脾之健运，化生之气血阴阳的源源供养；肝主筋，筋系于肉，支配肌肉肢体的伸缩收持。故脑髓、肝脾肾等脏腑的共同生理功能，保证了头身肢体的协调运动，若病及其中的任一脏腑或多个脏腑，筋脉肌肉失养或失控，则会出现头身肢体不协调、不自主运动的颤证。本病的病理性质为虚多实少。病理因素为虚、风、痰、火、瘀。虚，以阴精亏虚为主，也有气虚、血虚甚至阳虚者，虚则不能充养脏腑，润养筋脉。风，以阴虚生风为主，也有阳亢风动或痰热化风者，风性善动，使筋脉肌肉变动不拘。痰，以禀赋痰湿之体为主，或因肺脾肾虚不能运化水湿而成，痰之为病，或阻滞肌肉筋脉，或化热而生风。火，以阴虚生内热为主，或有五志过极化火，或外感热毒所致，火热耗灼阴津，肝肾失养，或热极风动而筋脉不宁。瘀，多因久病气血不运而继发，常痰瘀并病，阻滞经脉运行气血，筋脉肌肉失养而病。

在治疗方面，《医碥》记载："颤，摇也。振，战动也，亦风火摇撼之象，由水虚而然。风木盛则脾土虚，脾为四肢之本，四肢乃脾之末，故曰风淫末疾。风火盛而脾虚，则不能行其津液，而痰湿亦停聚，当兼去痰……风火交盛者，摧肝丸。气虚者，参术汤。心血虚者，补心丸。夹痰，导痰汤加竹沥。老人战振，定振丸。"临床应根据标本虚实，填精补髓，益肾调肝，健脾益气养血以扶正治本；清化痰热，息风止痉，活血化瘀以祛邪治标为其治疗大法。对风阳内动者，治宜滋阴潜阳；髓海不足者，治宜填精益髓；气血亏虚者，治宜补中益气；痰热动风者，治宜豁痰息风。若治疗得当，部分患者可以缓解症状。但多数逐年加重，预后不良。所以除药物治疗外，重视调摄与预防也是不可忽视的问题。

医案一

莫某，女，59岁。

主诉：左侧肢体震颤3个月。

现病史：患者3个月前开始出现左上肢不自主震颤，左上肢稍笨拙，嗅觉减退数年，无恶心呕吐，无视物模糊，无偏瘫麻木等不适，纳可，眠差，长期失眠，梦多，小便正常，便秘多年，舌红，苔薄黄，脉弦。查体示左上肢肌张力轻度增高，余无特殊。

既往史：无特殊。

西医诊断：帕金森病。

中医诊断：颤证（肝胆气郁，三焦壅滞）。

处方：柴胡加龙骨牡蛎汤加减。

北柴胡20g，黄芩片15g，法半夏15g，党参10g，生姜5g，黑枣5g，龙骨20g（先煎），牡蛎20g（先煎），桂枝5g，茯苓20g，大黄5g。

7剂，水煎服，每日1剂。

1周后患者复诊，患者震颤较前好转，自诉睡眠较前改善，多梦明显减少，心情舒畅许多，大便2日1行，大便易解，成形。服前方有效，嘱原方继服，随诊。

按语：帕金森病属中医"颤证"范畴，基本病机为本虚标实，虚为肝肾亏虚、气血亏虚，实为风、火、痰、瘀。虽然从五脏、气血津液、经络等角度均可论治帕金森病，但杨楠教授认为其发病过程在某一阶段均与少阳三焦壅滞有关，少阳枢机不利是导致帕金森病的关键因素。

基于和解少阳治疗帕金森病，临床实践中已获得满意疗效，理论分析如下。

（一）少阳的重要性

少阳三焦对维持生命的正常运行起着关键作用。现代医家陈潮祖指出，少阳三焦遍布全身，位于一切组织间隙之间，属半表半里。表里精气从此出入，上下精气从此升降，气血津液在此出入，既是外邪入里的必由之路，也是驱邪外出的途径之一。少阳半表半里统领着全身气血津液的正常运行，少阳枢利，自然户枢不蠹。

（二）少阳主三焦，三焦壅滞导致帕金森病

少阳主三焦，三焦通行诸气，运行津液。《类经》指出三焦的部位在"脏腑之外，躯壳之内，包罗诸脏"。《难经》指出三焦能"主持诸气"。三焦不仅是人体诸气运行的通道，更是阴津阴血等物质运行的通道，津液的代谢虽然是在肺、脾、肾等脏腑的共同作用下完成的，但必须以三焦为通道，三焦统领着全身津液的气化。

三焦气郁和痰瘀壅滞，气血津液道路不通，五脏精微便不能通过三焦灌溉四肢百骸，导致筋脉"不荣"。筋脉失荣，发为强直，亦导致肢体运动笨拙和迟缓；筋脉失荣，血虚生风，筋脉随风而动，牵动肢体及头颈颤抖摇动，发为颤证。同时，三焦不通产生的气郁痰瘀等病理因素滞留于筋脉肉骨，导致筋脉"不通"，亦可发为颤证，如《灵枢·邪客》云"邪气恶血固不得住留，住留则伤筋络骨节，机关不得屈伸"。三焦壅滞，运行于三焦的津液不能渗入肠道，导致便秘等自主神经功能障碍；三焦壅滞，运行于三焦的阴血不能向上濡养心神，或痰湿通过三焦扰动心神，会导致失眠等睡眠障碍；三焦壅滞也会影响肝气条达，肝气郁结，情志失常，导致焦虑抑郁等精神障碍；三焦壅滞，运行于三焦的津液不能输布到皮肉，皮肉失去阳气温煦和阴津濡养，导致疼痛麻木、不安腿等感觉障碍。所以，帕金森病表现出来的运动症状和非运动症状与三焦壅滞也关系密切。

（三）柴胡加龙骨牡蛎汤和解少阳治疗帕金森病

柴胡加龙骨牡蛎汤出自《伤寒论》，属少阳柴胡剂，是和解少阳的代表方之一。其曰："伤寒八九日，下之，胸满烦惊，小便不利，谵语，一身尽重，不可转侧者，柴胡加龙骨牡蛎汤主之。"临床实践证明柴胡加龙骨牡蛎汤能改善帕金森病患者的症状，减轻西药的不良反应，临床疗效显著。

1. 柴胡加龙骨牡蛎汤治疗运动症状

《素问·至真要大论》云："诸风掉眩，皆属于肝。"《素问·痿论》云："肝主身之筋膜……筋膜干则筋急而挛。"上述两条文明确了颤证的脏腑定位在肝，而胆附于肝，治疗颤证当肝胆同治。柴胡加龙骨牡蛎汤能和解少阳，疏泄肝胆，宣畅三焦。肝胆疏泄如常，少阳三焦道路通畅，五脏精微自能到达筋脉以濡养筋脉，使人体筋脉柔和，运动自如。而且，《伤寒论》中"一身尽重，不可转侧者"的症状与帕金森病的运动迟缓、肌强直表现相同，从方证相应角度来看，当帕金森病表现出运动迟缓、肌强直的运动症状便可用柴胡加龙骨牡蛎汤。在帕金森病的方证辨证中，以柴胡剂为主，而且柴胡加龙骨牡蛎汤方证最为多见。

2. 柴胡加龙骨牡蛎汤治疗非运动症状

（1）非运动症状之睡眠障碍

《灵枢·营卫生会》云："卫气行于阴二十五度，行于阳二十五度，分为昼夜，故气至阳而起，至阴而止。"三焦是营卫运行的通道，三焦畅通，则卫气日行于阳，夜行于阴。若三焦壅滞，气郁痰阻，可导致卫气出入失常，阴阳出入不能，就会产生失眠、快速动眼期睡眠行为障碍。当三焦产生的痰湿上扰心神，或者肝血不能通过三焦濡养心神时，亦可出现失眠等睡眠障碍。柴胡加龙骨牡蛎汤宣畅三焦的气郁痰湿，使三焦道路通畅，营卫之气运行如常，阴阳出入正常，故以之治帕金森病非运动症状之睡眠障碍。原文中的"烦惊"二字解释为失眠、惊悸，从方证角度来看，有睡眠障碍者便可考虑用本方。

（2）非运动症状之精神障碍

肝胆同病，胆气不舒，以致肝气郁结；三焦气郁痰阻影响肝的疏泄，亦致肝气郁结。肝主情志疏泄，疏泄失职，导致焦虑抑郁等精神障碍。柴胡加龙骨牡蛎汤能和解少阳，宣畅三焦，使肝胆气机疏泄正常，三焦气血津液运行通畅，故以之治帕金森病非运动症状之精神障碍。本方常用于治疗精神异常类疾病，如广泛应用于产后抑郁、卒中后抑郁、肿瘤后抑郁等。帕金森病出现焦虑抑郁的患者应用此方，能使患者的焦虑抑郁症状得到改善，使患者的生活自理能力得到提高。

（3）非运动症状之自主神经功能障碍

《济生方》云："三焦气涩，运掉不得，于是乎壅结于肠胃之间，遂成五秘之患。"三焦壅滞，津液不能通过三焦渗入肠道，导致肠腑气壅津虚，产生便秘等自主神经功能障碍的症状。《伤寒论》中亦有论述三焦壅滞导致的"不大便"，应用柴胡类方治疗后取得满意疗效，如"阳明病，胁下硬满，不大便而呕，舌上白胎者，可与小柴胡汤"。而柴胡加龙骨牡蛎汤含有小柴胡汤的成分，能舒畅三焦，使

"上焦得通，津液得下，胃气因和"，达到推陈致新，通大便的效果，所以能治疗帕金森便秘。

（4）非运动症状之感觉障碍

脏腑运化五谷产生的气血津液借助三焦通道温煦和濡养皮肤肌肉，当三焦壅滞时，气血津液等精微物质无法正常输布到皮肤肌肉，皮肉得不到温煦和濡养，导致疼痛麻木、不安腿等感觉障碍。麻木的病机关键为不通和不荣，其证型包括痰饮留滞、瘀血阻络、气机郁结等，柴胡加龙骨牡蛎汤通过宣畅三焦壅滞，使脏腑的气血津液通过三焦温煦和濡养皮肉，使皮肤润泽，筋肉柔和，故能治疗帕金森病疼痛麻木等感觉障碍。

医案二

梁某，女，66岁。

主诉：四肢不自主震颤7年余。

现病史：患者7年余前开始出现右侧肢体不自主震颤，在我院诊断为帕金森病，规律服药治疗，近半年开始出现左侧肢体不自主震颤，服药后症状仍波动大，遂再次就诊。

既往史：无特殊。

刻下症：四肢不自主震颤，右侧肢体震颤拘急，容易疲倦，头晕，记忆力下降，少气懒言，易汗出，长期腰痛，双足背浮肿，纳眠一般，便秘，大便多日一解，舌淡胖，苔白，脉沉缓。查体示四肢肌张力增高，右侧为甚，慌张步态，冻结步态。

西医诊断：帕金森病。

中医诊断：颤证（阳虚水泛）。

处方：真武汤加味。

黑顺片10g（先煎），白芍15g，生姜10g，山茱萸20g，白术40g，茯苓15g，泽泻10g，桂枝10g，牡丹皮10g，当归10g，五味子10g，熟地黄30g，盐杜仲10g，桑寄生10g，续断10g，黄芪10g，太子参20g。

7剂，水煎服，每日1剂。

1周后患者复诊，四肢震颤稍好转，双足浮肿消退，精神疲倦好转，诸症改善。

按语：肾阳为一身阴阳之根本，脏腑阳气均依赖肾阳的温养，其功能活动才得以正常进行。《内经知要》云："火者，阳气也。天非此火不能发育万物，人非此火不能生养命根，是以物生必本于阳。"人体脏腑、气血津液正常进行功能活动依赖于阳气的温煦和气化，筋脉亦如此。《素问·生气通天论》云："阳气者，精则养神，柔则养筋。"肾阳虚气化失常，水邪泛滥壅滞，筋脉失于阳气的温煦和津液的濡养，出现全身颤动。肾水不能涵养肝筋，肝筋失柔，引发内风，且脑为髓海，髓充于脑则机体强健，若肾阳虚，肾精不足，化髓无源，脑髓失养，则神机失用，出现头晕、肢体震颤，故阳虚生风，根在肾阳。

温阳利水治疗颤证，源于《伤寒论》，其云："太阳病，发汗，汗出不解，其人仍发热，心下悸，头眩，身𬌗动，振振欲擗地者，真武汤主之"。"身𬌗动"是肌肉不自主跳动的意思，严重者表现为肢体颤抖，"振振欲擗地"也和帕金森病的慌张步态、冻结步态极为相似，"身𬌗动"和"振振欲擗地"皆为肾阳虚水泛、水邪壅滞四肢经络所致。

本案中真武汤加桂枝，有合苓桂术甘汤之意，《伤寒论·辨太阳病脉证并治中》云："伤寒，若吐、若下后，心下逆满，气上冲胸，起则头眩，脉沉紧，发汗则动经，身为振振摇者，茯苓桂枝白术甘草汤主之。""身为振振摇者"是肢体颤抖的表现，因脾阳虚水泛、水邪壅滞四肢经络所致。真武汤和苓桂术甘汤皆可治疗阳虚水泛证，真武汤侧重治疗肾阳虚，苓桂术甘汤侧重治疗脾阳虚，本案合而治之。本案在温阳利水基础上加盐杜仲、桑寄生、续断、熟地黄，以滋肾益精，填精益髓，肾阴肾阳相互滋生，微微生火，使肾阳化生有源。

方中牡丹皮、当归活血以利水消肿。治疗水肿有三大法，开鬼门、洁净府、去菀陈莝。水和血是人身体液的重要组成部分，血行脉中，水行脉外，二者互为资助。病理状态下，二者又可相互影响，当血液运行不畅或血瘀时，往往导致水液代谢失常而形成痰饮、水肿、带浊等一系列病变。《金匮要略》中将其高度概括为"血不利则为水"，对其治疗，不可见水治水，而当活血治其本，血活则水病自愈。

医案三

罗某，男，80岁。

主诉：四肢静止性震颤5年余。

现病史：患者5年余前开始出现右侧肢体不自主震颤，未系统治疗，1年前开始出现左侧肢体不自主震颤，持物不稳，伴腰痛、双膝疼痛，耳鸣，无恶心呕吐，无胸闷胸痛，无腹痛等不适，纳眠可，夜尿频，便秘，大便1周1次，长期使用开塞露及口服麻子仁丸辅助排便，舌淡红，苔白，脉弱。

既往史：前列腺增生。

刻下症：四肢不自主震颤，右侧肢体震颤明显，持物不稳，腰膝酸软，耳鸣，夜尿频少，便秘，大便1周1次，舌淡红，苔白，脉弱。查体示四肢肌张力增高，以右侧为甚。

西医诊断：帕金森病。

中医诊断：颤证（肾精亏虚）。

处方：济川煎加减。

酒苁蓉30g，牛膝15g，当归20g，升麻10g，丹参20g，麸炒枳壳15g，火麻仁20g，柏子仁30g，郁李仁30g，大黄5g。

7剂，水煎服，每日1剂。

1周后患者复诊，患者服用上方后，大便2日1次，无须使用开塞露及麻子仁丸，四肢震颤较前稍改善，腰膝酸软较前好转，余症同前，守方继服7剂，随诊。

按语：本案患者高龄，四肢震颤，腰膝酸软，耳鸣，夜尿频，脉弱，一派虚弱之象，虽以震颤为主诉，但也苦于便秘难解。便秘是帕金森病常见的非运动症状之一，更有部分帕金森病患者，在运动症状出现之前，就已经有长期的便秘病史。中医在治疗便秘上颇具优势，中医认为便秘的原因有多种，如热结便秘、阴亏便秘、气虚便秘等，还有一种便秘是因肾虚所致，用济川煎可获良效。本案患者四诊合参，颤证辨证属肾精亏虚，而便秘亦属此病机，"异病同治"即可。

济川煎，顾名思义，"济"有接济、帮助的意思，"川"是指山川、河流，济川煎的意思就是增加河流里的水，古人把肠道比作河流，把大便比作舟船，济川的意思就是增加河流里的水分让舟船能顺利行驶。济川煎中当归补血，其也富含油脂，能润肠通便，常用于体虚之人，故当归润肠可以直接用于虚性便秘。同时，肝主藏血，肾主藏精，肝肾同源，精血同源，两者之间可以相互转化，精血相互滋生，当归补血，亦可间接补充肾精。肾司二便，二便的顺利排出和肾相关，肉苁蓉能补肾阳，润肠通便，适用于肾阳虚便秘。怀牛膝补肝肾，强筋骨。升麻能升阳，枳壳能宽肠下气，升麻配枳壳，一升一降，看似矛盾，却是欲降先升之理，人体气机的运行是一个圆，肝升肺降，脾升胃降，左升右降，作用力并不相互抵消，保持着人体气机的平衡。

医案四

周某，男，44岁。

主诉：双上肢震颤10年。

现病史：患者10年前开始出现双上肢震颤，持物时震颤明显，未系统治疗，近半年震颤较前明显加重，渐见头摇，伴眩晕头胀，易怒，腰膝酸软，不能自主。

既往史：无特殊。

家族史：患者母亲双上肢震颤多年。

刻下症：双上肢不自主震颤，眩晕，头胀，面红，口干舌燥，易怒，腰膝酸软，饮食正常，睡有鼾声，舌红，苔薄黄，脉弦。查体示双上肢姿势性震颤，神经系统查体无特殊。

西医诊断：特发性震颤。

中医诊断：颤证（阴虚阳亢）。

处方：镇肝熄风汤加减。

醋龟甲20g（先煎），煅赭石20g（先煎），牛膝30g，白芍20g，龙骨20g（先煎），牡蛎20g（先煎），玄参20g，天冬20g，川楝子10g，炒麦芽30g，茵陈5g，甘草5g。

7剂，水煎服，每日1剂。

患者服药1周后，震颤暂无明显改善，但眩晕头胀好转，口干舌燥改善，易怒减轻，腰膝仍酸软。守方治疗1个月后，患者震颤好转大半，基本不影响日常生活，已无头晕头胀，情绪基本稳定，劳累后容易腰酸。

按语：明代楼英于《医学纲目·颤振》中言："风颤者，以风入于肝脏，经络上气，不守正位，故使头招面摇，手足颤掉也。"本案患者双上肢拘急震颤，不能自制，是以肝肾亏损，不能濡养筋脉，虚风内动而致，结合患者舌脉象，辨证为肝肾亏虚之证，治以镇肝熄风汤。

镇肝熄风汤方药思路分析可分解如下：①引血下行：怀牛膝归肝肾经，入血分，性善下行，故重用以引血下行，并有补益肝肾之效。代赭石质重沉降，镇肝降逆，合牛膝以引气血下行，急治其标。肝阳容易上亢，形成气血逆行，需要把气血引下来，制约过亢的肝阳。②潜阳息风：龙骨、牡蛎、龟板属于动物的壳，镇肝息风，肝风内动就是由于肝阳过亢，导致风阳上扰，所以出现手抖、头颤症状。③滋阴养肝：玄参、天冬下走肾经，滋阴清热，白芍和血养营，配合龟板滋水以涵木，滋阴以柔肝。④疏肝泄热：肝为刚脏，性喜条达而恶抑郁，过用重镇之品，势必影响其条达之性，故又以茵陈、川楝子、麦芽清泄肝热，疏肝理气，以遂其性。⑤调和诸药：甘草调和诸药，合麦芽和胃安中，以防金石、介类药物损害脾胃。

医案五

胡某，男，65岁。

主诉：四肢震颤拘急、运动迟缓5年。

现病史：患者5年前无明显诱因出现四肢不自主震颤，四肢拘急，运动迟缓，震颤进行性加重，双下肢乏力，行走困难，畏寒肢冷，头晕目眩，耳鸣，记忆力下降，日夜颠倒，言语表达不利，小便正常，大便溏稀，舌质淡红，舌胖大，苔薄白，脉沉无力。

既往史：无特殊。

刻下症：精神疲倦，四肢震颤拘急，运动迟缓，双下肢乏力，行走困难，容易跌倒，头晕目眩，畏寒肢冷，耳鸣，记忆力下降，日夜颠倒，言语表达不利，小便正常，大便溏稀，舌质淡红，舌胖大，苔薄白，脉沉无力。查体示高级智能下降，记忆力、计算力下降，构音障碍，四肢震颤，肌张力增高，双上肢肌力5级，双下肢肌力4级，直线行走不能完成。

西医诊断：帕金森叠加综合征。

中医诊断：颤证（肾阳虚衰）。

处方：地黄饮子加减。

盐巴戟天10g，山茱萸20g，干石斛20g，酒苁蓉30g，黑顺片10g，五味子10g，肉桂10g，茯苓15g，麦冬30g，石菖蒲10g，制远志10g，地黄20g，炒酸枣仁20g，桃仁10g，牡丹皮15g。

7剂，水煎服，每日1剂。

1周后复诊，患者畏寒肢冷、精神疲倦较前好转，大便成形，余症同前。守方对症加减治疗2月余，精神一般，语言表达改善，震颤拘急较前好转大半。考虑患者肾阳虚衰已久，嘱患者长期口服中成药右归丸治疗。

按语：《素问·脉要精微论》云"骨者髓之府，不能久立，行则振掉，骨将惫矣"，明确了震颤病变与"髓"有关。肾主骨生髓，充养脑海，伎巧出焉，即肢体的精细、协调运动由肾精充养髓海而成，肾虚髓海不足者，宜填精益髓，用地黄饮子。

地黄饮子出自《圣济总录》，原书主治"肾气虚厥，语声不出，足废不用"。本方原名地黄饮，《黄帝素问宣明论方》在原方基础上加少许薄荷，名"地黄饮子"，薄荷疏郁而轻清上行，清利咽喉窍道，对痰阻窍道更为适合。本方配伍特点有三：一是上下兼治，标本并图，尤以治下治本为主；二是补中有敛，开中有合，而成补通开合之剂；三是滋而不腻，温而不燥，乃成平补肾阴肾阳之方。本方主治由下元虚衰，阴阳两亏，虚阳上浮，痰浊随之上泛，堵塞窍道所致的病证。"喑"是指舌强不能言语，"痱"是指足废不能行走。肾藏精主骨，下元虚衰，筋骨失养，故见筋骨痿软无力，甚则足废不能用；足少阴肾经夹舌本，肾虚则精气不能上承，痰浊随虚阳上泛堵塞窍道，故舌强而不能言；阳虚失于温煦，故足冷；脉沉细弱是阴阳两虚之象。此类病证常见于年老及重病之后，治宜补养下元为主，摄纳浮阳，佐以开窍化痰。地黄饮子中熟地黄、山茱萸补肾填精；肉苁蓉、巴戟天温壮肾阳，四药合用以治下元虚衰之本，共为君药。附子、肉桂助阳益火，温养下元，摄纳浮阳，引火归原；石斛、麦冬滋阴益胃，补后天以充先天；五味子酸涩收敛，合山茱萸可固肾涩精，伍肉桂能接纳浮阳。五药合用，助君药滋阴温阳补肾，共为臣药。石菖蒲、远志、茯苓开窍化痰，以治痰浊阻窍之标，又可交通心肾，是为佐药。生姜、大枣和中调药，功兼佐使之用。诸药合用，标本兼顾，阴阳并补，上下同治，而以治本治下为主，下元得以补养，虚阳得以摄纳，水火相济，痰化窍开则喑痱可愈。

地黄饮子是一个非常著名的方剂，其作用远远不止治疗"喑痱"。《灵枢·卫气失常》云："人年五十已上为老。"就年龄而言，五十初老；就生理状态而言，五十未必老。肾气衰则早老，肾气盛"能却老而全形"，甚而"天寿过度"，故防治老年病，首重补益肾元。地黄饮子由养阴、填精、补阳、温阳和化痰方药组成，符合许多老年人的基本状态，地黄饮子以温润肾元为中心，针对老年病证的主要矛盾，应用时宜随症化裁，圆机活法。

医案六

汪某，男，73岁。

主诉：左侧肢体不自主震颤10年。

现病史：患者10年前无明显诱因出现左侧肢体不自主震颤，我院门诊诊断为帕金森病，规律服药治疗，症状控制尚可。近1个月因琐事烦心，心情不畅，头晕头胀，口苦口黏，左侧肢体震颤较前加重，纳可，睡眠质量差，多梦，小便黄，大便黏臭，舌质淡红，苔黄腻，脉滑。

既往史：无特殊。

刻下症：左侧肢体不自主震颤，容易生气，头晕头胀，口苦口黏，纳可，多梦，小便黄，大便黏臭，舌质淡红，苔黄腻，脉滑。查体示左侧肢体静止性震颤，左侧肢体肌张力增高，四肢肌力4级。

西医诊断：帕金森病。

中医诊断：颤证（痰热风动）。

处方：温胆汤加减。

法半夏15g，竹茹20g，蒸陈皮10g，茯苓15g，麸炒枳实15g，甘草5g，黄连5g，北柴胡10g，炒麦芽30g，素馨花10g，玫瑰花10g，蜡梅花10g。

7剂，水煎服，每日1剂。

一周后复诊，患者已无头晕头胀，仍有少许口苦口黏，左侧肢体震颤缓解，睡眠已正常，黄腻苔已褪去。患者震颤已久，短期难以根治，嘱其坚持服药治疗。患者为痰热体质，嘱饮食清淡，保持情绪稳定，心情舒畅。

按语：本案患者形体偏胖，素为痰湿之体，痰之为病，阻滞肌肉筋脉，化热而生风，痰热动风者，宜清热化痰息风。本案温胆汤出自《备急千金要方》，治疗胆胃不和，痰热为患。《医宗金鉴》言其"虽不治胆，而胆自和；盖所谓胆之痰热去故也。命名温者，乃谓温和之温，非谓温凉之温也"。中医认为，痰饮是致病的一个重要因素，所谓"痰生百病""怪病多由痰"，说明痰饮致病的多样性、复杂性；"痰去病自消"，则又说明消除痰饮在临床中的重要性。

温胆汤临床应用甚广。心主神明，亦主血脉，痰热上扰心神，故见睡眠质量差、多梦。《灵枢·邪气脏腑病形》曰："十二经脉，三百六十五络，其血气皆上于面而走空窍，其精阳气上走于目而为睛，其别气走于耳而为听，其宗气上出于鼻而为臭，其浊气出于胃，走唇舌而为味。"痰热随经络上走头面，蒙蔽清窍，故患者头晕头胀；痰热上泛，则见口苦口黏。《灵枢·经脉》曰："经脉者，所以能决死生，处百病，调虚实，不可不通。"痰热循经络流注周身，致经络痹阻不通，可见肢体经络病变，故患者肢体震颤加重。本案辨证准确，方证相合，故能奏效。

本案中素馨花、玫瑰花、蜡梅花三花是杨楠教授临床常用的药对，治疗肝气郁结证。玫瑰花，人们喜爱玫瑰花的绚丽多姿，常用来表达情意，在中医里玫瑰花是一味常用药，《本草纲目拾遗》记载其"气香性温，味甘微苦，入脾、肝经，和血行血，理气治风痹"。其能行气解郁，活血，止痛。用于治疗肝胃气痛，食少呕恶，乳房胀痛，月经不调，跌仆伤痛等。理气而不辛燥，和血而不破血，药性非常温和，能温养人的心肝血脉，疏发体内郁气，有理气解郁、活血散瘀的功效。

素馨花，以其迷人的芳香和优雅的姿态，被誉为"岭南花后"。素馨花在岭南地区广泛种植，深受人们喜爱。素馨花味苦，性平，归肝经，能疏肝解郁，行气止痛，与玫瑰花相比，素馨花在疏肝解郁方面同样出色，值得临床重视。

蜡梅花，李时珍在《本草纲目》中记载："腊梅，释名黄梅花，此物本非梅类，因其与梅同时，香又相近，色似蜜蜡，故得此名。"腊梅花擅长疏肝解郁，却无香燥耗阴之弊。

附录　中医康复与神经内科治疗的历史演进与融合发展

中医，这一中华民族的瑰宝，承载着数千年的智慧与实践经验，在世界医学之林中独树一帜。其中，中医康复学与中医治疗神经内科疾病的历史源远流长，二者犹如两条奔腾不息的河流，相互交织、汇聚，共同铸就了中医体系中的璀璨篇章，为人类健康事业作出了卓越且不可磨灭的贡献。

第一节　中医康复学的历史溯源与发展脉络

中医康复学的根源深植于古老而深邃的中医学土壤之中，尽管在中医学漫长的发展历程中，"康复医学"这一特定称谓并未被明确提出，但其核心理念与实践方法却如繁星点点，散落在历代医籍经典之中，历经岁月的磨砺与沉淀，逐步凝聚成一门独具特色、内涵丰富的综合性应用学科。

从理论基石来看，中医康复学以中医学的诸多经典学说为根基，诸如阴阳五行学说、气血津液学说、藏象学说、体质学说及经络学说等。这些学说犹如大厦之基石，为中医康复学提供了坚实而有力的理论支撑。其中，阴阳五行学说阐释了人体内外环境的相互关系及生命活动的基本规律，为康复治疗中平衡人体阴阳、调和五行生克提供了根本原则；气血津液学说则深入剖析了人体生命物质的生成、运行与代谢的规律，指导着康复过程中对气血盈亏、津液盛衰的调理；藏象学说将人体的脏腑器官与生理功能、病理变化紧密相连，使康复治疗能够依据脏腑的虚实盛衰制定精准策略；体质学说强调个体差异，为个性化的康复方案制定提供了重要依据；经络学说更是如人体的交通网络，不仅是气血运行的通道，还是针灸、推拿等康复治疗手段施术的关键路径，通过刺激经络穴位，调节人体气血阴阳，以达康复之目的。

康复之概念，"康，安也"；"复，反也。"寥寥数语，却精准地诠释了康复的本质内涵，即帮助患者摆脱病痛的阴霾，重新回归健康与安宁的生活状态。其终极目标在于全方位修复和重塑患者身心功能的残缺与失衡，以最大程度激发人体自身的自愈潜能，助力患者重拾生活的信心与勇气，不仅恢复患者身体的各项机能，还要提升生活的品质与幸福感，使其能毫无障碍地重新融入社会大家庭，实现真正意义上的"重生"。

在历史的长河中，中医康复学的思维与理论如同一盏明灯，始终照亮着中医学发展的道路。从《内经》这部中医经典的开篇巨著，到唐代孙思邈的《备急千金要方》，再到宋代的《太平圣惠方》等历代医学典籍，无一不蕴含着中医康复学理论的智慧结晶与实践经验的生动记载。这些珍贵的文献资料犹如一座取之不尽、用之不竭的宝库，为后世中医康复学的传承与发展提供了丰富的源泉与坚实的依据。随着时代的车轮滚滚向前，改革开放的春风吹遍神州大地，现代康复医学如潮水般涌入，与传统中医康复学相互碰撞、交融。在这一历史机遇与挑战面前，中医康复学以其深厚的文化底蕴与独特的治疗优势，毅然脱颖而出，正式确立了其独立学科的地位。自此，中医康复学踏上了更为系统、深入的发展征程，在理论探索、评定体系构建、治疗方法创新等多个维度全面发力，逐渐形成了一套既传承经典又与时俱进、独具特色的康复医学体系，在国内外医学舞台上绽放出耀眼的光芒，展现出强大的生命力与广阔的发展前景。

第二节　中医治疗神经内科疾病的历史沿革与发展轨迹

中医治疗神经内科疾病的历史画卷，与中医康复学的发展历程交相辉映，二者相辅相成，共同见证了中医学在神经系统疾病防治领域的辉煌成就。

一、先秦两汉时期：理论奠基与初步实践的曙光

先秦两汉时期，堪称中医理论体系构建的黄金时代，犹如破晓时分的曙光，为中医治疗神经内科疾病及中医康复学的萌芽与发展奠定了坚如磐石的基础。

《内经》作为中医理论的集大成者，犹如一座巍峨的灯塔，在神经内科疾病的认知海洋中指引着方向，其对多种神经内科疾病的认识达到了令人惊叹的深度与广度。在病因探究方面，开创性地提出了"外内合邪"的卓越理论，深刻洞察到六淫外侵与七情内伤等多种因素并非孤立存在，而是相互交织、协同作用，犹如一场"内外勾结"的风暴，共同侵袭人体，从而诱发疾病。以头痛为例，《内经》精准地指出其与风、寒、湿等外邪的侵袭密切相关，同时亦与肝、肾等脏腑功能的失调相关，如"风气循风府而上，则为脑风""厥头痛"等经典记载，宛如一把钥匙，为后世医家深入探究头痛的辨证论治规律开启了智慧之门；对于眩晕这一病证，《内经》着重强调其与肝、脾、肾等脏腑的紧密联系，一句"诸风掉眩，皆属于肝"，犹如洪钟大吕，振聋发聩，深刻揭示了肝风内动在眩晕发病机制中所扮演的关键角色；而对于癫狂的认识，《内经》更是独具慧眼，敏锐地察觉到其与情志过激之间存在千丝万缕的内在联系，"狂始生，先自悲也，喜忘、苦怒、善恐者，得之忧饥"，寥寥数语，不仅生动描绘了癫狂发作时的症状表现，更深入剖析了其与气血逆乱、

阴阳失调之间错综复杂的内在病理关系，为后世治疗癫狂提供了极为宝贵的理论依据。

《伤寒杂病论》宛如一位临床实践的巨匠，在神经内科疾病的治疗战场上披荆斩棘，立下赫赫战功。张仲景以其非凡的智慧与丰富的临床经验，系统而全面地阐述了中风的病因病机与辨证论治方法，犹如绘制了一幅精准的作战地图，为后世医家治疗中风指明了方向。他开创性地将中风分为中经络和中脏腑两大类型，并提出了"邪在于络，肌肤不仁；邪在于经，即重不胜；邪入于府，即不识人；邪入于脏，舌即难言，口吐涎"的著名论断，这一论断如同一座灯塔，为后世中风病的分期治疗提供了清晰而明确的范例与标准。其创立的续命汤类方，如续命汤、小续命汤等，犹如战场上的神兵利器，在当时被广泛应用于中风偏瘫等疾病的治疗，淋漓尽致地体现了扶正祛邪、调和营卫的卓越治疗思想。此外，对于百合病、狐惑病等神志疾病，张仲景也创立了别具一格的辨证论治方法。百合病以心肺阴虚、虚热内扰为主要病机，他巧妙地运用百合地黄汤等滋阴清热之剂，如同一股清泉，润泽干涸的心田，以达治疗之效；狐惑病类似现代的白塞综合征，常涉及口腔、眼部、外阴等多个部位的病变，张仲景则采用甘草泻心汤等清热燥湿、调和阴阳之方，恰似一位神奇的工匠，精心修补破损的人体防线，使患者的身体恢复平衡与和谐。这些治疗方法不仅在神经内科疾病治疗的历史长河中熠熠生辉，其蕴含的整体调理、辨证论治思想也为中医康复学在功能恢复和整体身心调养方面提供了极为有益的借鉴与启示，成为中医康复学萌芽与发展的重要滋养源泉。

二、魏晋南北朝至隋唐时期：经验积累与专科分化的崛起

魏晋南北朝时期，尽管战火纷飞，社会动荡不安，疫病横行肆虐，但医学之花却在困境中顽强绽放，砥砺前行。中医治疗神经内科疾病与中医康复学在这一时期均取得了显著的进展与突破，犹如在黑暗中闪烁的点点星光，为后世的发展照亮了前行的道路。

晋代王叔和宛如一位微观世界的探险家，其在《脉经》中对多种神经内科疾病的脉象进行了细致入微的剖析与描述。如"寸口紧，头痛逆气""沉而弦者，悬饮内痛"等记载，犹如一幅脉象的精细画卷，生动展现了不同神经内科疾病在脉象上的独特特征。他通过脉象这一微妙的窗口，巧妙地辅助诊断疾病，极大丰富了中医诊断学的内涵与深度，使医家能够更加精准地洞察疾病的本质，为后续的治疗提供了更为可靠的依据。皇甫谧的《针灸甲乙经》则如同一部针灸学的宝典，对头痛、眩晕、癫痫、中风等神经内科疾病的针灸治疗穴位进行了全面系统的总结与梳理。例如，在治疗头痛时，他明确指出选取百会、风池、合谷等穴位，如同一串璀璨的明珠，串联起了人体经络与头痛治疗的关键节点；治疗癫痫时，则选用鸠尾、大椎、腰奇等穴位，并详细阐述了不同穴位的针刺手法、深度及灸疗的壮数，为针灸治疗神经内科疾病制定了严谨规范的操作指南，使针灸这一古老的治疗手段在神经内科疾病治疗领域得以更加科学、有效地应用，同时也为中医康复学中的针灸康复疗法奠定了坚实的基础。

隋唐时期，国家迎来了大一统的繁荣盛世，经济繁荣昌盛，文化交流频繁，医学也搭乘着时代的快车，迎来了前所未有的发展契机，犹如春日里苗壮成长的幼苗，焕发出勃勃生机。

隋代巢元方的《诸病源候论》犹如一座病因病机的宝库，对神经内科疾病的病因、病机和症状进行了更为详尽透彻的阐述。在中风病的研究上，他提出了"血气偏虚，则腠理开，受于风湿"及"风邪入于足阳明、手太阳之经，遇寒则筋急引颊，故使口㖞僻，言语不正，而目不能平视"等独到新颖的观点，进一步丰富了中风的病因学说，使后世医家对中风病的认识更加全面深入。唐代孙思邈的《千金要方》和《千金翼方》堪称医学知识的浩瀚海洋，广泛收集了大量治疗神经内科疾病的单方、验方和针灸方法，犹如一艘满载宝藏的帆船，为后世医家提供了丰富的治疗武器库。这些综合治疗方法犹如一场多兵种协同作战的战役，充分展示了当时丰富多样的治疗手段与策略，体现了中医整体治疗、综合调理的理念，也为中医康复学在中风偏瘫等病证的康复治疗中提供了丰富的实践经验与方法借鉴。

这一时期，中医领域开始呈现专科分化的显著趋势，部分医家犹如专注于某一领域的探险家，专门投身于神经内科疾病的研究与治疗，他们的深入探索与实践犹如一把锐利的手术刀，精准剖析神经内科疾病的奥秘，有力地推动了该领域向纵深发展，使中医治疗神经内科疾病的水平得到了显著提升。与此同时，中医康复学也迎来了发展的黄金期，各种康复方法如雨后春笋般涌现，得到广泛应用与积累。其中，导引术尤为突出，成为中医康复学的一颗璀璨明珠。如太医署设立按摩专科，配备专业人员开展按摩、导引，以促进患者康复，这一具有里程碑意义的举措标志着中医运动处方以康复为目的应用的正式开端，为中医康复学与中医治疗神经内科疾病的融合发展搭建了一座坚实的桥梁，使二者在临床实践中能够更加紧密地结合，相互促进，共同发展。

三、宋金元时期：理论创新与流派争鸣的繁荣

宋金元时期，医学领域仿若一片百家争鸣的学术盛宴，各种学术思想如繁花盛开，争奇斗艳，中医康复学与中医治疗神经内科疾病在这一时期也迎来了理论创新与实践探索的黄金时代，犹如在肥沃的学术土壤中茁壮成长的参天大树，枝繁叶茂，硕果累累。

陈无择宛如一位智慧的分类学家，其在《三因极一病证方论》中提出了"三因学说"，将病因巧妙地分为外因、内因和不内外因。他深刻洞察到神经内科疾病的发生多与内因七情和外因六淫密切相关，犹如一位精准的导航员，为医家在病因探寻的茫茫大海中指明了方向。

刘完素作为金元四大家之一，犹如一位炽热的火焰使者，大力倡导"火热论"。他以独特的视角审视中风病，深刻认为中风的主要病机是"心火暴甚""肾水虚衰"。在治疗策略上，他果断主张运用寒凉药物清热泻火，如防风通圣散、黄连解毒汤等，这些方剂犹如一把把清凉的灭火器，为中风病的治疗开辟了全新的路径，打破了传统治疗的局限，对后世中风学说的形成与发展产生了极为深远的

影响，犹如一颗投入湖中的巨石，激起了层层学术涟漪，推动了医学理论的不断创新与发展。

张从正秉持"攻邪论"，仿若一位勇猛的战士，坚信邪气是引发疾病的关键因素。在神经内科疾病的治疗实践中，他擅长运用汗、吐、下三法以强力祛邪外出，犹如挥舞着三把利剑，斩断疾病的病根。他认为癫痫是痰涎作祟，可采用瓜蒂散等催吐剂以促使痰涎吐出，从而达到治疗目的。这种攻邪的治疗思想，在一定程度上有效纠正了当时过于偏重扶正的治疗倾向，犹如一阵清风，吹散了笼罩在医学领域上空的治疗迷雾，极大地丰富了中医治疗手段的多样性，使医家在治疗神经内科疾病时有了更多的选择与策略。

李东垣提出："中风者，非外来风邪，乃本气病也，凡人年逾四旬，气衰者，多有此疾，壮岁之际，无有也，若肥盛，则间有之，亦形盛气衰如此。"他强调脾胃在神经内科疾病发病过程中的关键重要性，提出"内伤脾胃，百病由生"的著名观点，犹如一位重视根基的建筑师，深刻认识到脾胃就像大厦的基石，对人体健康起着至关重要的支撑作用。他认为，脾胃虚弱必然导致气血不足，进而致使清阳不升，脑窍失于濡养，最终引发头痛、眩晕、失眠等一系列疾病。在治疗方案上，他高度注重调理脾胃，采用补中益气汤等经典方剂，补益脾胃之气，升举清阳，这些方剂犹如一股强劲的上升气流，托举着人体的清阳之气，使脑窍得以滋养，对于因脾胃虚弱而诱发的神经内科疾病疗效显著，为中医治疗此类疾病提供了一条全新的思路与方法路径。

朱丹溪积极倡导"相火论"和"滋阴降火"学说，犹如一位洞察人体奥秘的智者，他认为人体的相火妄动是众多疾病的根源所在。在神经内科疾病的研究方面，他提出"湿土生痰，痰生热，热生风"的独特病机理论，如同一幅清晰的病理画卷，生动展现了中风病的发病机制。他主张运用滋阴降火、化痰息风的方法进行治疗，如大补阴丸、半夏白术天麻汤等，这些方剂犹如一盏盏明灯，为后世治疗中风阴虚风动证照亮了道路，提供了极为经典且有效的方剂范例，成为后世医家治疗此类疾病的重要武器库。

这一时期，中医康复学在官方的高度重视与大力支持下如虎添翼，得到了迅猛发展。官方对医疗和康复事业的关注度与投入度不断攀升，为中医康复学的发展注入了源源不断的动力源泉。中医康复的经验与方法得到了系统全面的整理与广泛深入的应用，养生、气功、针灸、导引等方面的专著如雨后春笋般相继问世。例如，《太平圣惠方》记载了大量用于康复治疗的方药，明确要求对中风、虚劳、偏枯、水肿等病证采用药食结合的康复方法，如应用鲤鱼粥、黑豆粥治疗水肿，杏仁粥治疗咳嗽等，这些药食同源的康复方法犹如一把把温和的钥匙，开启了患者身体康复的大门，对后世中医康复学的发展产生了积极而深远的影响。

元代忽思慧精心撰写的饮食康复专著《饮膳正要》，是一部饮食康复的百科全书，全面记载了饮食卫生法、食疗烹调法和多种补养类食物的服用方法，还详细记录了上百种单味食物的气味、功效，以及相关食物禁忌和食物中毒的有关内容，为饮食康复领域的发展奠定了坚实基础，进一步丰富了中医康复学的内涵与外延，也为中医治疗神经内科疾病的康复过程提供了更多元化的辅助手段，使患者在康复过程中能够通过合理的饮食调理，加速身体的恢复与健康的重建。

四、明清时期：理论完善与临床拓展的深化

明清时期，中医在理论完善与临床实践拓展方面持续发力，犹如一位精益求精的工匠，不断雕琢着中医治疗神经内科疾病与中医康复学这两块美玉，使其更加圆润、精致，散发着迷人的光彩。

明代张景岳对眩晕、厥证等疾病进行了深入透彻的研究，并提出了独树一帜的见解。在眩晕的病因病机方面，他坚定地强调"无虚不能作眩"，认为眩晕多由肝肾阴虚、气血不足等正虚因素诱发，提出"眩运一证，虚者居其八九，而兼火兼痰者，不过十中一二耳"。在治疗策略上，着重注重滋补肝肾、益气养血，精心创立了左归丸、右归丸等经典方剂用于眩晕的治疗。左归丸以熟地黄、山药、枸杞子等滋阴补肾之品为主，配伍鹿角胶、龟板胶等血肉有情之药，填精益髓，犹如为干涸的肾阴之河注入了充沛的水源；右归丸则在

温补肾阳的基础上，兼顾滋阴养血，使阴阳互根互用，如同一座平衡阴阳的天平，调节人体的生理机能，极大丰富了眩晕的辨证论治内容与方法体系。

明代楼英在《医学纲目》中对头痛的分类更为精细入微，将头痛分为外感头痛和内伤头痛，并进一步对不同类型头痛的症状和治法进行了深入细分。如对于外感头痛，依据感受邪气的差异细分为风寒头痛、风热头痛、风湿头痛等，分别采用针对性的方剂进行治疗。风寒头痛以川芎茶调散为主，方中川芎辛温香窜，为治头痛之要药；羌活、白芷、细辛等药助川芎祛风散寒止痛；薄荷、荆芥轻扬升散，疏散风邪。诸药合用，如一阵温暖的春风，吹散风寒之邪，缓解头痛。风热头痛则选用芎芷石膏汤，方中石膏清热泻火，川芎、白芷祛风止痛，菊花疏散风热。诸药合用，恰似一股清凉的风，消除头部的热邪与疼痛。风湿头痛可用羌活胜湿汤，方中羌活、独活、防风祛风除湿，蔓荆子升散清利头目，使湿邪去而头痛止。诸药合用，如同驱散阴霾的阳光，照亮患者康复的道路。对于内伤头痛，则分为肝阳头痛、肾虚头痛、瘀血头痛等，为头痛的辨证论治提供了更为系统、严谨、科学的方法体系。肝阳头痛选用天麻钩藤饮，以平肝潜阳、息风止痛，方中天麻、钩藤平肝息风，石决明重镇潜阳，黄芩、栀子清肝泻火，牛膝引血下行，杜仲、桑寄生补益肝肾。诸药共奏平肝阳、止头痛之功，犹如为上亢的肝阳套上了缰绳，使其恢复平静。肾虚头痛选用大补元煎以补肾填精，方中熟地黄、山药、枸杞子、山茱萸滋补肾阴，人参、当归益气养血，杜仲补肾强腰。诸药合用，使肾精充足，脑髓得养，头痛自消，仿若为亏损的肾阴注入了生机与活力。瘀血头痛则选用血府逐瘀汤，以活血化瘀、行气止痛。方中桃仁、红花、当归、川芎活血化瘀，柴胡、枳壳疏肝行气，桔梗载药上行，牛膝引血下行，使瘀血得去，气血通畅，头痛缓解，恰似疏通了堵塞的河道，让气血重新顺畅流淌。

清代吴鞠通作为温病学大家，在治疗温热病过程中对神昏、痉厥的治疗也积累了极为丰富且宝贵的经验。他创新性地创立了清营汤、清宫汤等清营开窍之剂，配合安宫牛黄丸、紫雪丹、至宝丹用于神昏的紧急救治。清营汤以水牛角、生地黄、玄参、麦冬清热滋阴，丹参、黄连、金银花、连翘清热解毒，透热转气。诸药合用，犹如在温邪肆虐的战场上竖起了一道坚固的防线，阻止热邪进一步内陷。清宫汤以玄参心、莲子心、竹叶卷心清心解毒，麦冬、连翘心清热养阴。诸药合用，为心包筑起了一道保护屏障，使心神免受热邪侵扰。安宫牛黄丸、紫雪丹、至宝丹等则是治疗神昏的特效药物，安宫牛黄丸清热解毒、豁痰开窍，紫雪丹清热开窍、息风止痉，至宝丹化浊开窍、清热解毒，在神昏的救治中发挥着关键作用，如同一盏盏明灯，照亮患者从昏迷走向清醒的道路。这些治法和方剂为中医治疗急性神经系统疾病开辟了全新的思路与方法路径，同时也为中医康复学在神经系统疾病康复过程中的应急处理和综合调理提供了重要参考。

清代王清任在《医林改错》中高度强调瘀血在多种疾病中的重要性，对神经内科疾病亦不例外。他认为中风半身不遂是由于气虚血瘀所致，大胆创立了补阳还五汤，重用黄芪以大补元气，配以桃仁、红花、当归、川芎等活血化瘀药物。黄芪用量独重，大补脾胃之气，以助气血运行，气行则血行，为无力推动的血液循环注入了强大的动力；桃仁、红花活血化瘀；当归、川芎养血活血；赤芍清热凉血，活血化瘀；地龙通经活络。诸药合用，使瘀血得去，经络通畅，肢体功能得以恢复，为中风后遗症的治疗提供了经典且行之有效的方剂范例，对后世活血化瘀法在神经内科疾病治疗中的广泛应用产生了极为深远的影响。

这一时期，中医康复学注重贴合临床实际，内容持续丰富多样，康复治疗范围逐步扩大，从精神修养到饮食起居，自药物治疗至导引按摩，涵盖各个方面，靡不毕备。临床上越来越多的医家高度重视康复医学，使康复医学的范畴广泛扩展至内、外、妇、儿、骨等多个学科领域，中医康复学与中医治疗神经内科疾病在多学科融合的大背景下实现了更为紧密的协同发展。例如，在中风患者的康复过程中，除药物治疗外，还注重饮食的调养，以清淡、易消化、富含营养的食物为主，避免肥甘厚腻、辛辣刺激之品，如多食用米粥、蔬菜、水果等，有助于脾胃的运化和身体的恢复。同时，配合导引按摩，如太极拳、八段锦等传统运动及按摩肢体关节，促进气血流通，增强肢体的力量和灵活性，提高患者的生活质量，体现了中医康复学整体调理、综合康复的理念。

五、近现代时期：中西融合与创新发展的新征程

近现代以来，随着西医学的传入，中医面临前所未有的巨大挑战与千载难逢的发展机遇，在治疗神经内科疾病及中医康复学领域开启了中西融合与创新发展的崭新篇章。

一方面，中医积极主动地吸收西医学的先进诊断技术，如影像学检查（CT、MRI 等）、神经电生理检查（脑电图、肌电图等），使中医对神经内科疾病的诊断更加精准、客观、科学。例如，通过CT检查能够清晰明确中风患者脑部的出血或梗死部位、范围，为中医辨证论治提供了更为精确、可靠的依据。如在中风病的辨证中，若CT显示脑部大面积出血，中医可结合患者的症状、体征，判断其属于中脏腑的闭证或脱证，进而采用相应的治疗方法。若为闭证，可根据其热象或痰象的轻重，选用安宫牛黄丸、至宝丹等清热开窍或苏合香丸等温通开窍之剂；若为脱证，则以参附汤等回阳救逆。同时，现代影像学检查结果也有助于判断疾病的预后，如脑部梗死面积较小且部位相对不重要的患者，其恢复的可能性相对较大，中医在治疗时可侧重于促进神经功能的恢复和身体的康复调理；而对于脑部损伤严重的患者，则在积极治疗的同时，注重对并发症的预防和患者整体状态的维持。神经电生理检查则能帮助中医了解神经传导功能的情况，对于判断周围神经病变的程度和部位具有重要意义。例如，在面瘫的诊断中，肌电图检查可显示面神经受损的程度，中医可据此调整针灸、推拿等治疗方案的强度和疗程，如面神经损伤较轻时，可适当增加针灸的刺激量，促进神经功能的恢复；而在损伤较重时，则注重手法要轻柔，避免过度刺激造成进一步损伤，从而实现中医传统诊断方法与西医学诊断技术的有机结合，显著提升了诊断水平与治疗效果。

另一方面，在治疗策略上，中医巧妙结合现代药理研究成果，对传统方剂进行创新性应用和药物研发。如对银杏叶、丹参等中

药的药理研究发现其具有显著的改善脑循环、抗氧化等作用，据此研发出了银杏叶片、丹参注射液等中药制剂，广泛应用于缺血性脑血管疾病的治疗，取得了良好的临床疗效。银杏叶片能够扩张脑血管，增加脑血流量，改善脑部的血液循环，如同一股清泉，为缺血的脑组织带来生机与活力；丹参注射液则可抑制血小板聚集，降低血液黏稠度，防止血栓形成，同时具有抗氧化作用，减轻自由基对脑组织的损伤，仿佛一位忠诚的卫士，守护着脑血管的健康。此外，中医也在不断探索全新的治疗方法，如穴位注射、头皮针、耳针等针灸疗法的创新应用，以及中药熏蒸、中药离子导入等外治疗法在神经内科疾病康复过程中的推广应用，进一步丰富了治疗手段与康复途径。穴位注射是将药物注射到特定穴位，使药物的药理作用与穴位的刺激作用相结合，如将维生素B_{12}注射到足三里穴，既能补充营养神经的药物，又能通过足三里穴位的健脾和胃、补益气血功能，促进药物的吸收和神经功能的恢复；头皮针则根据大脑皮层的功能定位选取相应的头皮区域进行针刺，如在治疗失语症时，针刺言语功能区对应的头皮部位，激发大脑的语言功能，如同唤醒沉睡的语言中枢；耳针通过刺激耳部穴位，调节全身经络气血，如在治疗失眠时，刺激耳部的心、神门等穴位，宁心安神，改善睡眠质量。中药熏蒸可使药物通过皮肤渗透进入人体，直达病所，如在治疗风湿痹痛导致的肢体麻木、疼痛时，采用祛风除湿、通络止痛的中药熏蒸，使药物的温热之力和药力共同作用，缓解关节肌肉的疼痛；中药离子导入则利用电场作用将中药离子导入人体，提高药物的局部浓度，增强治疗效果，如在治疗颈椎病时，将活血化瘀的中药离子导入颈部，促进局部血液循环，减轻颈椎的压迫症状。

在临床研究方面，中医开展了大量关于中医治疗神经内科疾病的临床观察和实验研究。例如，对中药复方治疗帕金森病、阿尔茨海默病的临床疗效观察，以及对针灸治疗癫痫、偏头痛的作用机制研究等。在中药复方治疗帕金森病的研究中，观察到一些补肾活血、平肝息风的中药复方能够改善患者的震颤、僵直等症状，提高患者的生活质量。通过实验研究发现，这些复方可能通过调节脑内多巴胺能神经元的功能、抑制神经炎症反应、抗氧化等多种途径发挥作用，如某中药复方可增加脑内多巴胺的含量，减少多巴胺的降解，从而缓解帕金森病的症状。同时，还能降低脑内炎症因子的水平，减轻神经细胞的损伤，延缓疾病的进展。研究表明，针灸治疗癫痫可调节大脑神经元的兴奋性，抑制癫痫发作。通过脑电图监测发现，癫痫患者经针灸治疗后脑电图的异常放电明显减少，其机制可能与调节神经递质的平衡、改善脑内微循环等有关，如针刺某些穴位可增加脑内抑制性神经递质 γ-氨基丁酸的含量，降低兴奋性神经递质谷氨酸的水平，使大脑神经元的兴奋性恢复正常，从而减少癫痫发作。这些研究有助于深入透彻地揭示中医治疗神经内科疾病的科学内涵与作用机制，为中医的国际化发展奠定了坚实基础，也为中医康复学与西医学康复理念的融合提供了理论支持与实践经验。在中医康复学中，可借鉴现代康复医学的功能评估方法，对患者进行全面的康复评估，如采用Fugl-Meyer评估量表评估中风患者的肢体运动功能，根据评估结果制定个性化的中医康复方案，将针灸、推拿、中药康复等方法与现代康复训练相结合，可在康复训练中加入太极拳、八段锦等传统运动，提高患者的平衡能力、协调能力和心肺功能，促进患者的全面康复，使中医康复学在现代医学的大环境中不断发展创新，展现出独特的魅力与价值。

综上所述，中医康复学与中医治疗神经内科疾病经历了漫长而曲折的发展历程，从先秦两汉时期的理论奠基与初步实践，到魏晋南北朝至隋唐时期的经验积累与专科分化，再到宋金元时期的理论创新与流派争鸣，明清时期的理论完善与临床拓展，以及近现代的中西融合与创新发展，二者相互交融、相互促进，形成了一套独特而完整、科学且高效的理论体系和治疗方法体系，为人类健康事业作出了不可磨灭的贡献。在未来的医学发展进程中，中医康复学与中医治疗神经内科疾病有望继续深度融合、协同创新，充分发挥中医的特色优势，结合西医学的先进技术与理念，为解决人类神经系统疾病的难题提供更多创新性的解决方案，为全人类的健康福祉书写更为辉煌的篇章。无论是在基础理论研究的深入探索，还是在临床治疗实践的创新应用，以及康复理念与技术的融合发展等方面，都有着广阔的发展空间和无限的潜力等待着我们去挖掘与开拓，让古老的中医智慧在现代社会中焕发新的生机与活力，为人类健康事业保驾护航。

后 记

　　当《广东省名中医脑病医案》的书稿终于整理成册，即将付梓之际，心中感慨万千。在编撰这本书的过程中，我们深入地领略了杨楠教授在中医治疗神经系统疾病领域的深厚造诣与丰富经验，也再次深刻地感受到了中医在这一领域所蕴含的独特魅力与无限潜力，同时也不得不正视中医在神经内科疾病治疗中面临的挑战与局限。

　　中医在神经内科疾病治疗中有着诸多显著的优势。其一，中医强调整体观念，认为人体是一个有机的整体，神经系统疾病并非孤立存在，而是与人体的脏腑功能、经络气血、情志心理等相互关联、相互影响。例如，在治疗失眠时，中医不仅仅关注睡眠本身的问题，还会考虑患者的情绪状态、脾胃消化功能及肝肾的滋养情况等。通过调整整体的生理和心理状态，往往能够从根本上改善患者的失眠症状，而非仅依赖镇静催眠药物来暂时缓解。这种整体思维模式有助于全面地把握疾病的本质，提高治疗的精准性和有效性。

　　其二，中医的辨证论治体系独具特色。对于同一种神经系统疾病，如头痛，中医可根据患者的症状表现、舌象、脉象等综合信息，细分为风寒头痛、风热头痛、肝阳头痛、瘀血头痛、血虚头痛等不同的证型，然后针对性地采取不同的治疗方法。这种个体化的治疗方案能够更好地适应患者的具体病情，做到因人而异、因证而异，最大程度地发挥治疗效果，减少不良反应。就像杨楠教授在医案中所展示的那样，对于一位肝阳上亢型头痛患者，采用平肝潜阳、息风止痛的天麻钩藤饮进行治疗；而对于一位瘀血头痛患者，则运用活血化瘀的通窍活血汤，均取得了良好的疗效。

　　其三，中医治疗手段丰富多样。中药内服可根据辨证结果灵活组方，调节人体的阴阳平衡、脏腑功能与气血运行。针灸通过刺激特定穴位，疏通经络气血，对多种神经系统疾病如面瘫、坐骨神经痛等有着显著的疗效，且操作简便、副作用小。推拿按摩则能缓解肌肉紧张、改善局部血液循环，对于颈椎病引起的头痛、头晕及一些神经肌肉劳损性疾病效果颇佳。此外，还有拔罐、艾灸、情志疗法等多种辅助治疗手段，可协同发挥作用，为患者提供全方位的治疗选择。

然而，我们也必须清醒地认识到中医在神经内科疾病治疗中存在的局限性。中医的诊断方法主要依赖于医生的主观判断，如望、闻、问、切，虽然这些方法经过了数千年的实践检验，但在客观性和准确性方面，相较于西医学的实验室检查、影像学检查等手段，仍存在一定的差距。例如，在诊断脑部肿瘤、脑血管畸形等神经系统器质性病变时，单纯依靠中医的诊断方法可能难以早期发现和准确判断病变的性质、范围及严重程度，从而延误最佳的治疗时机。

在治疗效果方面，对于一些急性、严重的神经系统疾病，如大面积脑梗死、脑出血急性期等，中医的治疗效果可能相对较慢，难以在短时间内迅速控制病情发展、挽救患者生命。而西医学的急救措施如手术治疗、溶栓治疗等往往能够发挥更为关键的作用。

展望未来，中医神经内科的发展，我们充满信心，但也深知任重道远。一方面，中医需要进一步加强与西医学的融合。在诊断上，积极借鉴西医学的先进技术，提高疾病诊断的准确性和早期诊断率。例如，利用神经影像学检查结果来辅助中医对脑部疾病的辨证，将西医学对疾病病理生理的认识与中医的病因病机理论相结合，使治疗方案更加科学合理。在治疗上，探索中西医结合的新模式，将中医的优势治疗手段与西医学的治疗方法有机结合。比如，在脑血管病的康复期，采用中药、针灸、推拿等中医方法促进神经功能恢复，同时配合现代康复训练技术，提高患者的生活自理能力和生活质量。

另一方面，中医自身的传承与创新至关重要。传承是创新的基础，我们要深入挖掘古代经典医籍中关于神经系统疾病的治疗经验，传承名老中医的学术思想和临床经验，培养更多优秀的中医神经内科人才。创新则是发展的动力，加大对中医治疗神经内科疾病的科研投入，开展多中心、大样本的临床研究，深入探索中医治疗的作用机制，验证其临床疗效，开发出更多安全有效、方便易用的中药新药和特色治疗技术。例如，利用现代生物技术研究中药对神经细胞保护、神经再生的作用机制，为中医治疗神经系统疾病提供科学依据；创新针灸推拿手法，提高治疗效果的同时，降低操作难度，使其更易于推广应用。

此外，中医还应加强国际交流与合作。将中医治疗神经系统疾病的优势和特色推向世界，让更多的国际友人了解和认识中医，为全球神经系统疾病患者提供更多的治疗选择，同时吸收借鉴国际上先进的医学理念和技术，促进中医神经内科的国际化发展。

在编写《广东省名中医脑病医案》的过程中，我们深切地体会到中医在神经内科疾病治疗领域的独特价值和广阔前景。虽然中医面临一些挑战，但只要我们秉持传承与创新的理念，积极与西医学融合，加强国际交流合作，中医神经内科必将迎来更加辉煌的明天，为人类健康事业作出更大的贡献。我们也希望这本书能够成为中医神经内科发展道路上的一块基石，为广大中医从业者、医学研究者及神经系统疾病患者提供有益的参考和启示，让更多的人关注和支持中医神经内科事业的发展。

《广东省名中医脑病医案》编委会

2025年1月